El Yoga en Silla Para Todos

Ejercicios Ilustrados de 10 Minutos Para Perder Peso,
Ganar Fuerza y Mejorar la Flexibilidad;
Mientras Vences el Dolor y Obtienes Energía.

Elderwood Press

Derechos de autor © 2024 por Michael Sobola.

Todos los derechos reservados. Ninguna parte de este libro puede ser reproducida en ninguna forma sin el permiso por escrito del editor o del autor, excepto según lo permitido por la ley de derechos de autor de los Estados Unidos. Esta publicación tiene fines de entretenimiento y está diseñada para proporcionar información precisa sobre el tema tratado. Se vende con la comprensión de que ni el autor ni el editor se dedican a proporcionar atención médica o sanitaria ni otros servicios profesionales. Aunque el editor y el autor han hecho todo lo posible en la preparación de este libro, no hacen representaciones ni garantías sobre la precisión o la integridad del contenido del libro, y renuncian expresamente a cualquier garantía implícita de idoneidad para un propósito particular. Ninguna garantía puede ser creada o extendida por representantes de ventas o materiales de ventas escritos. Los consejos y estrategias contenidos aquí pueden no ser adecuados para su situación, y debe consultar con un profesional de la salud cuando sea apropiado. Ni el editor ni el autor serán responsables de lesiones o pérdidas de beneficios u otros daños comerciales, incluidos, entre otros, daños especiales, incidentales, consecuentes, personales u otros, que surjan de los consejos contenidos en este libro. Consulte a un médico antes de embarcarse en cualquiera de los ejercicios aquí descritos.

Primera edición 2024

Tabla de Contenidos

Cómo Usar Este Libro — V

Introducción — VII

1. ¿Qué es el Yoga en Silla? — 1
2. Preparándose — 5
3. Ejercicios de Calentamiento — 7
4. Hidratación y Nutrición — 11
5. Utilizando la Conexión Mente-Cuerpo — 17
6. Ejercicios de Respiración — 19
7. Flexibilidad y Movilidad — 23
8. Ejercicios Para la Flexibilidad — 27
9. Ejercicios Para Mejorar la Movilidad — 33
10. Fuerza Muscular Después de los 60 — 39
11. Ejercicios de Fortalecimiento — 41
12. Claves para el Equilibrio y la Coordinación — 47
13. Ejercicios Para el Equilibrio y la Coordinación — 49
14. Triunfo Sobre el Dolor — 55
15. Ejercicios Para Aliviar el Dolor — 59

16. Ejercicios Para Perder Peso — 66
17. Plan Para el Éxito en 30 Días — 71
18. Notas de Despedida — 115
19. Un Regalo Gratis — 119
20. Referencias — 121

Cómo Usar Este Libro

Este libro fue creado para ayudarte a controlar el dolor y mantener o aumentar tu movilidad, equilibrio y flexibilidad al mismo tiempo que pierdes peso- a través de ejercicios de yoga en silla. Ofrece movimientos específicos que pueden ayudar a aliviar estos problemas y brindarte una mejor calidad de vida. También describe sus causas para que puedas entender por qué te estás desacelerando y sintiendo más dolores.

Te sugerimos que recorras todo el libro y sigas las secuencias de ejercicios guiados a medida que aparecen. Las rutinas dentro de cada capítulo están destinadas a presentarte los ejercicios dirigidos a las áreas descritas en esa sección. Esto te ayudará a familiarizarte con las rutinas para que, cuando llegues al plan de 30 días, ya estés familiarizado con todos los ejercicios que realizarás allí. Esta estructura también te permite elegir rutinas específicas para preocupaciones específicas. Por ejemplo, si quieres trabajar en el control del dolor, ve directamente a los capítulos que tratan sobre el dolor.

Completa el Plan de 30 días de principio a fin y luego regresa y trabaja en las secciones que puedan necesitar atención adicional. Recuerda, ningún ejercicio será efectivo si no se realiza correctamente, así que sigue las rutinas y consejos descritos aquí. Como con cualquier rutina de ejercicios, por favor, habla con tu proveedor de atención médica antes de comenzar cualquier ejercicio descrito en este libro. Tu médico puede ofrecer valiosos conocimientos sobre qué ejercicios adoptar y cuáles abordar con precaución.

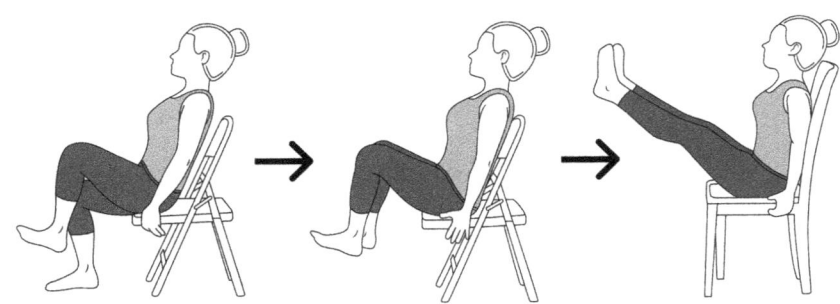

Ejemplos de ilustraciones en el interior

También te sugerimos que descargues la referencia ilustrada gratuita. Contiene dibujos de todos los ejercicios descritos en este libro. También puedes descargarlo desde nuestro sitio web: www.elderwoodpress.com/pdf-gratis. Y por favor, déjanos una rápida reseña en Amazon cuando hayas terminado de leer para que otros puedan descubrir el Yoga en Silla por sí mismos.

Ahora, empecemos.

Introducción

"**Nunca eres demasiado viejo para establecer una nueva meta o soñar un nuevo sueño.**"

C.S. Lewis

¿Te enfrentas con tareas cotidianas que antes eran fáciles de hacer? ¿Estás harto de dolores que duran todo el día? ¿Las compras parecen más pesadas o el paseo matutino menos ágil? ¿Quieres perder peso? Si estás cansado de lidiar con dolores, movilidad limitada y falta de flexibilidad, no estás solo. Si has intentado perder peso pero los ejercicios eran demasiado difíciles, ten ánimo. La buena noticia es que no es demasiado tarde para aliviar tu dolor, mejorar tu movilidad y fortalecer tu equilibrio y flexibilidad al mismo tiempo que pierdes peso. Los ejercicios rápidos y sencillos presentados aquí pueden ayudarte a lograr precisamente eso. Y aunque este libro está dirigido a personas mayores y aquellos con movilidad limitada, también es perfecto para cualquier persona que desee comenzar lentamente y avanzar gradualmente hacia un plan de ejercicio personal para ellos.

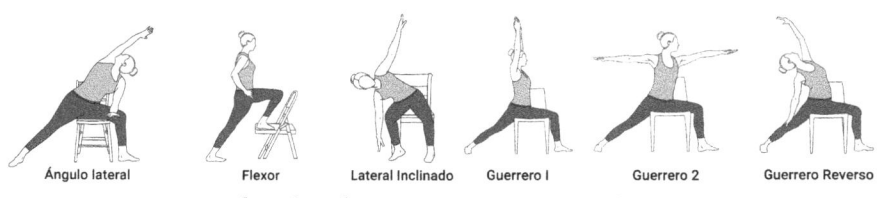

Ejemplos de algunos ejercicios en el interior

Las instrucciones e ilustraciones te ayudarán a sentirte empoderado, no abrumado, transformando no solo tu cuerpo sino también tu perspectiva de la vida. En los próximos capítulos, explicaremos el trasfondo y propósito del yoga en silla para que puedas entender por qué es la opción perfecta para ti y cómo puede abordar tus necesidades específicas. Nos sumergiremos en lo esencial de preparar tu espacio y asegurar un área de práctica segura, cómoda y productiva. Explicaremos por qué la respiración eficiente es esencial y te mostraremos cómo dominar el arte de la respiración consciente y cómo puede ser un camino rápido y efectivo hacia la relajación y una mejor salud. Más importante aún, te guiaremos en una rutina paso a paso para recuperar esa antigua postura confiada, te mostraremos rutinas suaves que pueden llevar a una mayor flexibilidad y movilidad general, y te enseñaremos cómo aumentar suavemente tu potencia muscular, aumentando la estabilidad y reduciendo el riesgo de caídas. Pronto te sentirás más fuerte y seguro en todo lo que haces.

Las preocupaciones relacionadas con la edad, como el enfoque y la memoria, no tienen por qué ser un modo de vida. Te mostraremos los movimientos de yoga en silla que pueden ayudar a mantener tu mente aguda y ágil, frenando algunos desafíos comunes relacionados con la edad, e incluso hablaremos sobre la nutrición y su papel en el proceso. Finalmente, uniremos todo en un plan conciso de 30 días que presenta rutinas rápidas y fáciles de realizar, destinadas a disminuir dolores, aumentar la movilidad, mantener el equilibrio y mejorar tu flexibilidad al mismo tiempo que pierdes peso.

Acompáñanos por un camino que tiene menos que ver con la información y más que ver con la transformación. Cada paso es un bloque de construcción, cada capítulo, un escalón hacia esa vida vibrante y activa que todos imaginamos, haciendo que el viaje sea tan significativo como el destino. Si estás listo para una transformación, si estás listo para redefinir lo que significa envejecer para ti, y si estás listo para redescubrir el entusiasmo por la vida que creías perdido, entonces bienvenido a tu transformación. Tu viaje rejuvenecido comienza aquí, y te prometo que va a ser un hermoso paseo.

1

¿Qué es el Yoga en Silla?

"A medida que envejeces, más te das cuenta de que la salud no es solo la ausencia de enfermedad, sino la presencia de vitalidad."

Sherry Rogers

El yoga en silla es perfecto para ti si deseas más flexibilidad y movilidad pero encuentras difícil inclinarte y estirarte en el suelo. Permite a principiantes y personas mayores como nosotros aprovechar la amplia gama de beneficios del yoga. Beneficios como mayor flexibilidad, mayor fuerza, mejor movilidad e incluso control del dolor. La silla nos ayuda a mantenernos estables mientras nos inclinamos, estiramos, respiramos y alcanzamos. Con el paso de los años, nuestros cuerpos nos envían recordatorios sutiles de sus años de servicio y el desgaste que han sufrido, y el yoga en silla ofrece una solución. Hecho correctamente, puede proporcionar muchos de los mismos beneficios que el yoga tradicional. En su esencia, el yoga en silla trata sobre la inclusividad. Es yoga en el que todos podemos participar, desde la privacidad de nuestros hogares u oficinas. No necesitamos ser súper flexibles y no necesitamos saber nada sobre yoga o haberlo probado antes. Todo lo que necesitamos es una silla y la disposición para movernos y estirarnos.

El yoga en silla tiene sus raíces en el yoga tradicional, con una historia que abarca miles de años. Y aunque pueda parecer un viaje hacia la filosofía oriental para algunos, los beneficios del yoga han trascendido las fronteras culturales y resonado con personas de todo el mundo. Ha evolucionado hacia una disciplina versátil que promueve el bienestar físico, mental y emocional. Incluye una variedad de prácticas, desde posturas físicas o "asanas" hasta control de la respiración y técnicas de meditación. Si bien algunas de estas prácticas pueden parecer desconocidas, ofrecen muchos beneficios que pueden ayudarnos a todos, sin importar de dónde seamos.

Físicamente, el yoga mejora la flexibilidad, la fuerza y la postura. Mentalmente, fomenta la atención plena, la reducción del estrés y el aumento de la concentración, cualidades muy buscadas en nuestro mundo acelerado. El yoga en silla, la adición relativamente reciente a esta extensa familia, toma los principios del yoga y los adapta, asegurando que sean accesibles para aquellos que podrían encontrar desafiante el yoga tradicional. Ya sea que seas una persona mayor que busca mantenerse activa, alguien que se está recuperando de una lesión o simplemente quieras un enfoque más suave para el ejercicio, el yoga en silla ofrece una manera versátil y efectiva de mejorar tanto el bienestar físico como el mental. Echemos un vistazo a algunas de las ventajas de los ejercicios de yoga con silla.

Lo primero es la flexibilidad. A medida que envejecemos, nuestra amplitud de movimiento puede volverse limitada. Tareas simples como alcanzar un objeto en un estante alto o inclinarse pueden volverse desafiantes. El yoga en silla puede ayudar a estirar suavemente y fortalecer grupos musculares, mejorando la flexibilidad general. Y, al igual que el yoga tradicional, enfatiza la atención plena y la respiración profunda, que trabajan juntas para reducir el estrés, calmar la mente y mejorar la concentración. En un mundo caótico, dedicar tiempo al yoga en silla puede ser como un oasis de calma, un breve respiro que rejuvenece tanto la mente como el cuerpo.

A continuación, está el espacio y la accesibilidad. Una de las principales ventajas del yoga en silla es su simplicidad en términos logísticos. Considera la silla. Es compacta, económica y ocupa un espacio mínimo, por lo que no es necesario un gran espacio o una configuración especial. El rincón de una habitación, un lugar junto a la ventana o incluso un espacio en el balcón se convierten en un estudio de yoga funcional.

Luego está la postura y el soporte. El yoga enfatiza la importancia de la postura. La alineación de la columna, la posición de las extremidades y la orientación de la cabeza desempeñan roles cruciales en la efectividad de una pose. La silla es el sistema de apoyo que te ayuda a lograr la postura correcta sin forzar tu cuerpo. Si, como yo, encuentras desafiante mantener el equilibrio o la alineación en las poses de yoga tradicionales, una silla ofrece el apoyo necesario, asegurando que podamos obtener los beneficios de la pose con poco malestar.

Por último, pero no menos importante, el yoga en silla ofrece un ritmo suave. El mundo de hoy se mueve rápido, y todos parecemos estar en una carrera perpetua contra el tiempo. El yoga en silla ofrece un respiro en esta implacable carrera contra el reloj al enfatizar movimientos lentos y pensamientos intencionados. Cada pose deliberada, cada respiración lenta y profunda ofrecen un momento para apreciar. Para aquellos de nosotros acostumbrados al ejercicio vigoroso, puede parecer contradictorio que los ejercicios sentados ofrezcan algo más que estiramiento, pero si se practican regularmente, el yoga en silla ofrece sorprendente flexibilidad y salud cardiovascular. Desde giros hasta estiramientos, desde flexiones hacia adelante hasta estiramientos laterales, las poses y ejercicios están diseñados para mejorar la flexibilidad, el equilibrio, y ayudar a aliviar el dolor. Adicionalmente, el énfasis del yoga en silla en la respiración profunda y las poses sostenidas asegura que el corazón reciba un ejercicio constante. "Bien, lo entiendo. Pero, ¿qué pueden hacer estos ejercicios por mí?" preguntas. Buena pregunta.

¿Como se puede manejar el dolor?

El dolor, ya sea crónico o agudo, es como un invitado no invitado que se queda más de lo necesario. Interfiere en nuestras actividades diarias y se convierte en una presencia constante y molesta. El yoga en silla puede ser una forma efectiva de manejar el dolor al dirigirse a puntos dolorosos, aliviar la tensión y ayudar a proporcionar alivio. El énfasis en la respiración profunda asegura un flujo constante de oxígeno, y el aspecto de atención plena nos enseña a observar el dolor sin enredarnos en él. Ofrece una perspectiva desde la cual el dolor se ve como una fase pasajera, no como un residente permanente.

A continuación está el bienestar mental. El yoga en silla fortalece la mente, haciéndola más adaptable y resistente. Las técnicas de relajación facilitan una reducción en la hormona del estrés cortisol, que puede causar complicaciones internas y empeorar condiciones como la hipertensión. El estrés es una parte inevitable de la vida, y aunque es imposible evitarlo, puede ser fácil de manejar con práctica regular. Mientras te estiras suavemente y respiras lentamente, liberas ansiedades y estrés, proporcionando una tranquilidad y serenidad rejuvenecedoras.

Otro beneficio es la fuerza central. La fuerza no se trata solo de músculos abultados o levantar pesas pesadas. La verdadera fuerza reside en el núcleo, la parte central de tu cuerpo que soporta y equilibra el resto. El yoga en silla, con su variedad de poses, fortalece los músculos, mejora la flexibilidad y asegura un núcleo fuerte y de apoyo.

El Yoga en Silla también se enfoca en lesiones pasadas. Nuestros cuerpos llevan consigo los ecos de lesiones pasadas y antiguas. Incluso después de sanar, estas lesiones dejan impresiones sutiles, manifestándose como dolores ocasionales, reducción de flexibilidad o incluso dolor crónico. El yoga en silla ofrece estiramientos que se centran en antiguos lugares de lesiones, asegurando un mejor flujo sanguíneo, aliviando la tensión y promoviendo el bienestar.

Y finalmente, está la salud respiratoria. Nuestros pulmones necesitan ejercicio regular, al igual que los músculos de nuestro cuerpo. El yoga en silla ofrece un enfoque holístico para la salud respiratoria y enfatiza la respiración profunda y diafragmática, asegurando que los pulmones estén completamente expandidos y oxigenados.

Al comenzar a escribir tu historia de yoga en silla, recuerda que no se trata solo del bienestar físico; se trata de un enfoque holístico de la vida. Se trata de abrazar cada día y cada desafío con un corazón abierto y una mentalidad enérgica. Y los beneficios son más que inspiradores; son transformadores. Mantener estos puntos en mente te ayudará a navegar por el mundo del yoga en silla, tomando decisiones informadas que resuenen con tu propio viaje personal de ejercicio.

2

Preparándose

"-Envejecer- es simplemente otra manera de decir *-vivir-."*

Cindy Joseph, Supermodelo

Ahora que estás emocionado y listo para comenzar, busquemos una buena silla. Y probablemente no será la que usas para ver televisión. Necesita un respaldo recto, sin brazos, patas robustas y sin ruedas. Usa lo que te resulte cómodo, pero tu atuendo no debería ser demasiado ajustado. Los zapatos realmente no importan siempre y cuando no resbales. Para la "sala de yoga" en sí, elige un lugar que sea tranquilo y sin distracciones. Asegúrate de tener suficiente espacio para estirarte y de que no haya nada en el suelo con lo que puedas tropezar. Si es un día agradable, considera salir al exterior. Tómate un tiempo para prepararte mentalmente, relajándote antes de la sesión y dándote la gracia de moverte y estirarte dentro de tus límites. La silla adecuada, la ropa e incluso el espacio alrededor de la silla se combinan para preparar el escenario para una práctica que no solo es efectiva, sino también segura y placentera. Estos son elementos clave que convierten una buena sesión de yoga en silla en una excelente. Aquí hay algunas otras cosas que recordar para tener una experiencia segura y satisfactoria.

Calentamiento. Es natural querer comenzar de inmediato con una rutina, pero los calentamientos son esenciales para prevenir lesiones y aprovechar al máximo nuestros ejercicios. Cada una de nuestras secuencias comienza con una serie de calentamientos.

Estiramiento. Ten en cuenta que empezar poco a poco es preferible, especialmente si no estás acostumbrado a ciertos movimientos. Encuentra ese punto óptimo entre "esfuerzo" y "facilidad", con tu cuerpo "comprometido" pero no tenso. Deberías sentir el estiramiento, pero no hasta el punto de sentir molestias. No te preocupes si al principio no puedes hacer mucho. Escucha a tu cuerpo y flexiona solo hasta donde te lo permita. Y no "rebotes". Saltar en los estiramientos puede causar estrés y tensiones en los músculos y tendones, y puede ser contraproducente.

Alineación corporal. Siempre sé consciente de la alineación de tu cuerpo para prevenir el estrés y las tensiones. A menos que se indique lo contrario en un estiramiento específico o postura de ejercicio, los pies deben estar planos en el suelo, la espalda recta y los hombros relajados. Presta atención a tu forma y asegúrate de usar la técnica adecuada; ayudará a largo plazo.

Procede lentamente. No te apresures. Esto no es una competición. Las poses lentas y deliberadas son más beneficiosas que los movimientos apresurados. Escucha a tu cuerpo y ajusta los ejercicios para que funcionen para ti. Al principio, es posible que no puedas hacer las poses exactamente como se muestran en las ilustraciones; eso está bien. Tu objetivo debería ser progresar de manera constante sin lastimarte. Estira lentamente y nunca hasta el punto del dolor. Recuerda que la práctica regular y la consistencia son clave para obtener el máximo beneficio de este programa. El yoga en silla no se trata solo de doblarse en poses; es una experiencia holística que comienza mucho antes del primer estiramiento y dura mucho después de la última pose de relajación.

Ahora, tomemos un descanso de la teoría e historia. Da vuelta la página para probar algunas posturas reales de estiramiento de yoga en silla.

3

Ejercicios de Calentamiento

"**No dejas de reír cuando envejeces, envejeces cuando dejas de reír.**"

George Bernard Shaw

Démosle un descanso a la teoría para probar algunas posturas reales de estiramiento de yoga en silla. Estos calentamientos pueden ser una forma simple pero efectiva de preparar el cuerpo y una excelente manera de introducirte en los fundamentos del yoga en silla. También utilizaremos esta secuencia para comenzar La Rutina de 30 Días.

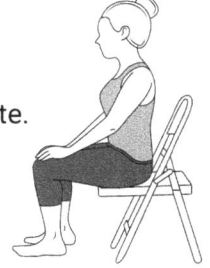

La respiración calma el cuerpo y la mente.

Respiración Sentada. Comienza sentándote erguido en la silla. Cierra los ojos y toma respiraciones profundas, inhalando por la nariz y exhalando por la boca. Respira adentro... Respira afuera... Respira adentro... Respira afuera... Recuerda, el enfoque está en la respiración, Esto ayuda a calmar la mente y preparar tu cuerpo para los ejercicios que vienen. Repite de 5 a 10 veces hasta que estés listo para pasar al siguiente paso.

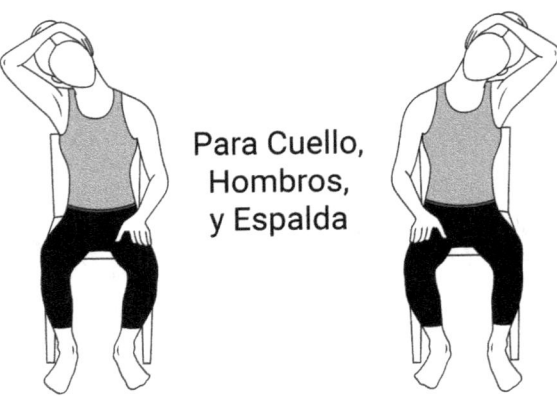

Inclinaciones de Cuello para hombros y espalda. Manteniendo la espalda recta, coloca tu mano izquierda en el lado derecho de tu cabeza y, mientras inhalas por la nariz, inclina suavemente la cabeza hacia tu hombro izquierdo… Mantén la pose mientras exhalas por la boca… Sostén durante dos respiraciones. Vuelve al centro y cambia de lado. Mano derecha en el lado izquierdo de tu cabeza, inclinándola hacia tu hombro derecho. Sostén durante dos respiraciones. Repite una vez más en cada lado.

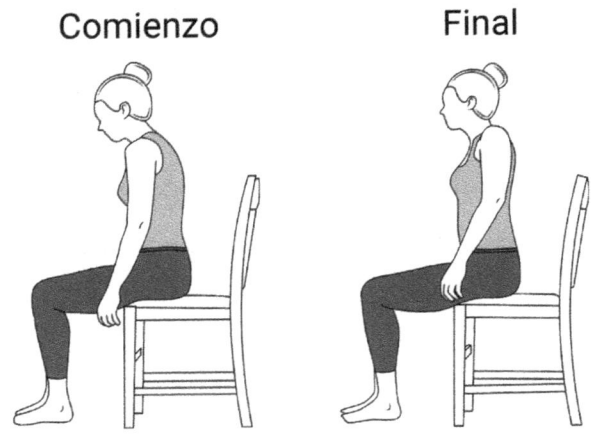

Rodamientos de Hombros. Comienza a rodar lentamente los hombros. Empieza levantándolos hacia arriba y hacia adelante, y luego rodándolos hacia abajo y hacia atrás mientras exhalas cinco veces. Ahora, en la dirección opuesta. Levanta hacia arriba y rueda hacia atrás; exhala al bajarlos y rueda hacia adelante. Arriba y hacia atrás, abajo y hacia adelante, arriba y hacia atrás, abajo y hacia adelante. Repite dos veces en cada dirección.

EJERCICIOS DE CALENTAMIENTO 9

Círculos de Muñeca (sin imagen). Mientras inhalas, extiende tus brazos frente a ti con las palmas hacia abajo o los puños cerrados. Comienza a rotar suavemente las muñecas en sentido horario cinco veces. Repite en la dirección opuesta.

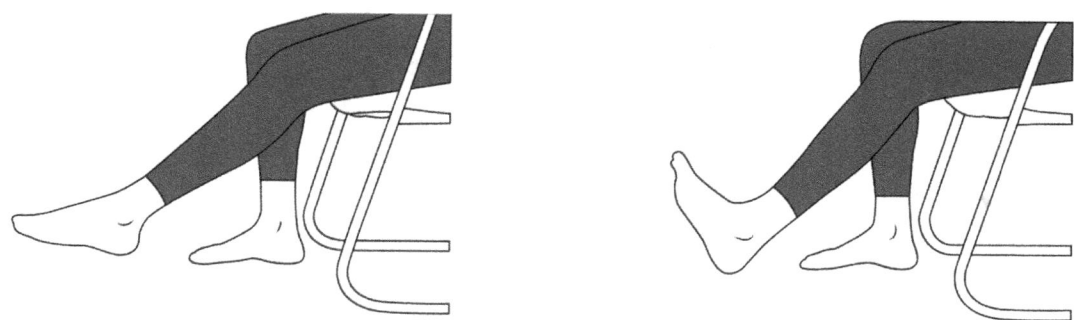

Bombeo de Tobillos. Coloca los pies planos en el suelo y comienza levantando los talones manteniendo los dedos de los pies en el suelo. Baja los talones y luego levanta los dedos de los pies; baja los dedos de los pies y levanta los talones. Eso es uno. Repite 10 veces.

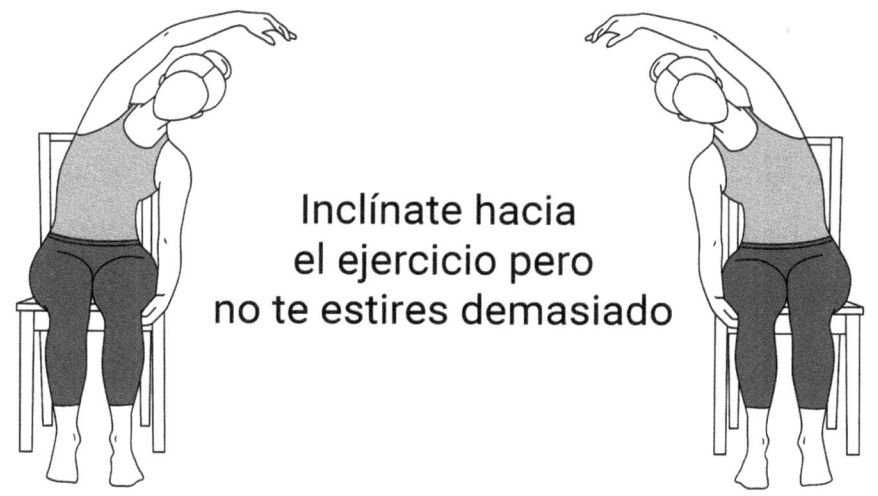

Inclínate hacia el ejercicio pero no te estires demasiado

Estiramiento Lateral. Extiende los brazos por encima de la cabeza mientras inhalas por la nariz. Exhala y enclínate hacia el lado izquierdo para un estiramiento suave. Regresa al centro mientras inhalas y luego inclínate hacia la derecha mientras exhalas. Siente el estiramiento en tus costados e inclínate hacia él, pero no te excedas. Haz esto cinco veces para cada lado.

Sentado o de Pie

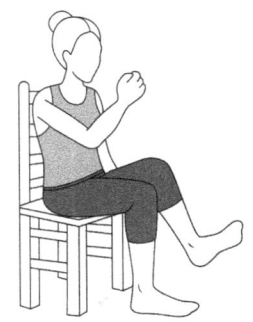
Marcha en Silla

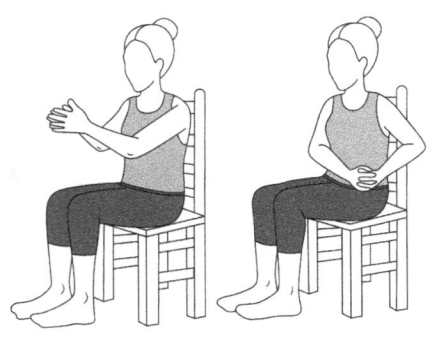
Remo Sentado

Marcha en Silla. Este calentamiento también se puede hacer de pie al lado de la silla si lo prefieres. Básicamente, consiste en marchar en el lugar utilizando tus brazos y piernas para aumentar la frecuencia cardíaca. Izquierda-Derecha, Izquierda-Derecha, Izquierda-Derecha. Mantén este movimiento durante 1-2 minutos a un ritmo moderado.

Remo Sentado. Este ejercicio también se puede hacer de pie. Comienza sentándote hacia adelante en tu silla. Une las manos y estíralas frente a ti hacia tu lado izquierdo. "Tira" tus manos de adelante hacia atrás a velocidad media como si estuvieras remando un bote. Haz esto cinco veces para cada lado.

Estos ejercicios cortos de calentamiento ayudarán a relajar tus músculos, aumentar el flujo sanguíneo y preparar tu cuerpo para tus rutinas diarias de ejercicio. También pueden utilizarse como un ritual matutino para despertar, impulsando tu cuerpo para el día que viene.

4
Hidratación y Nutrición

"Para asegurar una buena salud: come ligeramente, respira profundamente, vive con moderación, cultiva la alegría y mantén un interés en la vida."

William Londen

Tomémonos un momento para hablar sobre lo que comemos y bebemos. La comida chatarra y las bebidas gaseosas azucaradas podrían haber estado bien cuando éramos jóvenes, pero ahora que somos mayores, comer adecuadamente y mantenernos hidratados es más importante que nunca. Beber suficiente agua nos ayuda a regular la temperatura, mantener lubricadas nuestras articulaciones y contribuye a mantener un volumen sanguíneo adecuado. Un bajo volumen sanguíneo puede hacer que tu corazón trabaje más para llevar oxígeno y nutrientes a tus músculos. Como resultado, puedes sentirte fatigado más rápidamente. ¡Así que hidrátate!

Además de proporcionarnos energía, la comida que ingerimos desempeña un papel importante en la respuesta del cuerpo al dolor y la inflamación. La nutrición adecuada no se trata solo de mantener un peso saludable; se trata de alimentar tu cuerpo con los nutrientes adecuados para respaldar tu régimen de ejercicio y tu salud en general.

A medida que envejecemos, nuestras necesidades nutricionales cambian, por lo que es importante prestar atención a nuestras dietas. Esto es aún más crítico cuando hacemos ejercicio.

Las personas de nuestra edad suelen experimentar niveles disminuidos de energía, lo que puede llevar a la fatiga y dificultar los esfuerzos en el ejercicio. Consumir alimentos ricos en nutrientes proporciona la energía necesaria para superar el ejercicio, haciéndolo más efectivo y placentero. Los alimentos ricos en proteínas ayudan en la reparación y el crecimiento muscular, ayudándonos a mantener la movilidad y la fuerza.

La ingesta adecuada de calcio y vitamina D es crucial para mantener nuestros huesos fuertes y reducir el riesgo de fracturas, especialmente para aquellos con movilidad limitada que podrían estar en mayor riesgo de caídas. Una dieta equilibrada rica en antioxidantes, vitaminas y ácidos grasos omega-3 puede respaldar la función cerebral y reducir el riesgo de deterioro cognitivo, beneficiando tanto la salud mental como física. Echemos un vistazo a algunos de los alimentos que deberían incluirse en nuestras dietas, especialmente cuando incorporamos ejercicios a nuestras rutinas diarias.

Proteínas Magras. La proteína es esencial para la salud y reparación muscular. Incorpora fuentes de proteínas magras como pollo, pescado, carne, tofu, frijoles y lentejas en tus comidas.

Frutas y Verduras. Estas están llenas de vitaminas, minerales y antioxidantes que ayudan a combatir la inflamación y respaldan la salud en general. Intenta llenar la mitad de tu plato con frutas y verduras coloridas.

Cereales Integrales. Opta por cereales integrales como arroz integral, quinua y pan integral. Estos proporcionan energía sostenida y fibra, facilitando la digestión y ayudando a mantener niveles estables de azúcar en la sangre.

Productos Lácteos o Alternativas Lácteas. Elegir productos lácteos bajos en grasa o alternativas lácteas fortificadas puede ser una excelente manera de agregar calcio y vitamina D a la dieta. Estos nutrientes son esenciales para tener huesos fuertes.

Grasas Saludables. Todos hemos aprendido a evitar las grasas, pero no todas son malas. Incluye fuentes de grasas saludables como aguacates, nueces, semillas y aceite de oliva. Estas grasas respaldan la salud del corazón y proporcionan energía sostenida.

Si bien es crucial saber qué comer, también es igualmente importante estar al tanto de los alimentos que deberían limitarse en cualquier dieta, especialmente para aquellos mayores de 60 años que están comenzando una rutina de ejercicio. Aquí hay algunos de esos alimentos que deberían limitarse o evitarse.

Limita Estos

Alimentos Azucarados y Procesados. El exceso de azúcar puede provocar picos y caídas de energía, mientras que los alimentos procesados suelen ser altos en sodio y grasas no saludables. Las personas de nuestra edad tenemos un mayor riesgo de desarrollar condiciones como la diabetes tipo 2 o experimentar fluctuaciones en los niveles de azúcar en la sangre. Los alimentos azucarados- como caramelos, bebidas azucaradas y postres, pueden causar aumentos y caídas rápidas en los niveles de azúcar en la sangre. En cambio, los carbohidratos complejos de los cereales integrales proporcionan energía más estable y sostenida, lo cual es esencial para mantener la resistencia durante el ejercicio.

Los alimentos procesados, que a menudo contienen grasas trans, azúcares refinados y sodio excesivo, pueden promover la inflamación en el cuerpo. La inflamación crónica se asocia con un mayor riesgo de diversas enfermedades relacionadas con la edad, como problemas cardiovasculares, artritis y deterioro cognitivo. Además, los alimentos procesados suelen tener bajo contenido de fibra, que es esencial para una digestión adecuada y movimientos intestinales regulares. Muchos alimentos procesados también contienen altos niveles de sodio no saludables, que junto a las grasas trans pueden contribuir a enfermedades cardíacas. Los alimentos procesados suelen ser densos en calorías pero pobres en nutrientes, esto significa que proporcionan muchas calorías pero pocos nutrientes esenciales como vitaminas, minerales y antioxidantes. Necesitamos alimentos densos en nutrientes para respaldar no solo nuestras nuevas rutinas de ejercicio sino también nuestra salud general y sistemas inmunológicos.

Alimentos Altos en Grasas y Fritos. En general, los alimentos altos en grasas saturadas y grasas trans, como los alimentos fritos, cortes grasos de carne y productos lácteos enteros, pueden contribuir a enfermedades cardíacas y deben consumirse con moderación. Si bien las grasas son una parte esencial de una dieta equilibrada, los tipos de grasas y el momento de su consumo son consideraciones cruciales, especialmente al iniciar un régimen de ejercicios. Las grasas tardan más en digerirse y pueden hacernos sentir cansados. También pueden promover la inflamación, afectando la capacidad del cuerpo para recuperarse del ejercicio, lo que lleva a tiempos de recuperación más largos y mayor dolor muscular.

Horario de Comidas y Ejercicio

Para aprovechar al máximo tu rutina de ejercicios en silla, considera estas pautas de horarios: Intenta comer una comida ligera o un refrigerio que contenga carbohidratos y una pequeña cantidad de proteínas aproximadamente 1-2 horas antes de hacer ejercicio. Esto proporciona el combustible necesario para tu entrenamiento. Entre 30 minutos y 2 horas después del ejercicio, come una comida equilibrada o un refrigerio rico en proteínas y carbohidratos para ayudar en la recuperación muscular y reponer las reservas de energía.

Los alimentos con propiedades antiinflamatorias pueden ser muy beneficiosos para ti cuando practicas regularmente yoga en silla. Estos alimentos no solo ayudan a reducir la molestia muscular y el dolor en las articulaciones, sino que también complementan la esencia misma del yoga, que es lograr un equilibrio armonioso en el cuerpo. Al igual que con el ejercicio, consulta con tu médico antes de cambiar drásticamente tu dieta, ya que algunos alimentos pueden interactuar con tus medicamentos. Integrar una variedad de alimentos antiinflamatorios en las comidas diarias puede hacer maravillas. Pueden reforzar los mecanismos de defensa naturales del cuerpo contra la inflamación, y los estudios han demostrado que los alimentos ricos en propiedades antiinflamatorias también pueden proporcionar una amplia gama de otros beneficios para la salud, como alivio del dolor, mejor salud intestinal, equilibrio en los niveles de azúcar en la sangre y mayor salud ósea.

Alimentos conocidos por sus propiedades antiinflamatorias incluyen: Arándanos, fresas y frambuesas; pescados grasos como el salmón, la caballa y las sardinas; verduras como brócoli, pimientos, espinacas y col rizada; y frutas como naranjas y cerezas. Asimismo, el té verde contiene un compuesto que reduce las respuestas inflamatorias en el cuerpo, y el aceite de oliva virgen extra es rico en grasas monoinsaturadas, rivalizando con las propiedades antiinflamatorias de algunos medicamentos. Si todo esto suena como medicina, entonces siempre puedes rematarlo con una elección popular: el chocolate negro. Los flavanoles, el principal tipo de antioxidante en el cacao, hacen maravillas para reducir la inflamación. ¡Y el chocolate es divertido de comer!

Recuerda, una nutrición adecuada es la piedra angular de cualquier programa de ejercicio exitoso, incluido el yoga en silla. Al abrazar alimentos ricos en nutrientes y limitar opciones menos saludables, podemos maximizar los beneficios de nuestros ejercicios, mejorar nuestra salud en general y seguir llevando vidas activas y plenas. Un cuerpo bien nutrido es poderoso, capaz de lograr hazañas notables, incluso desde la comodidad de una silla.

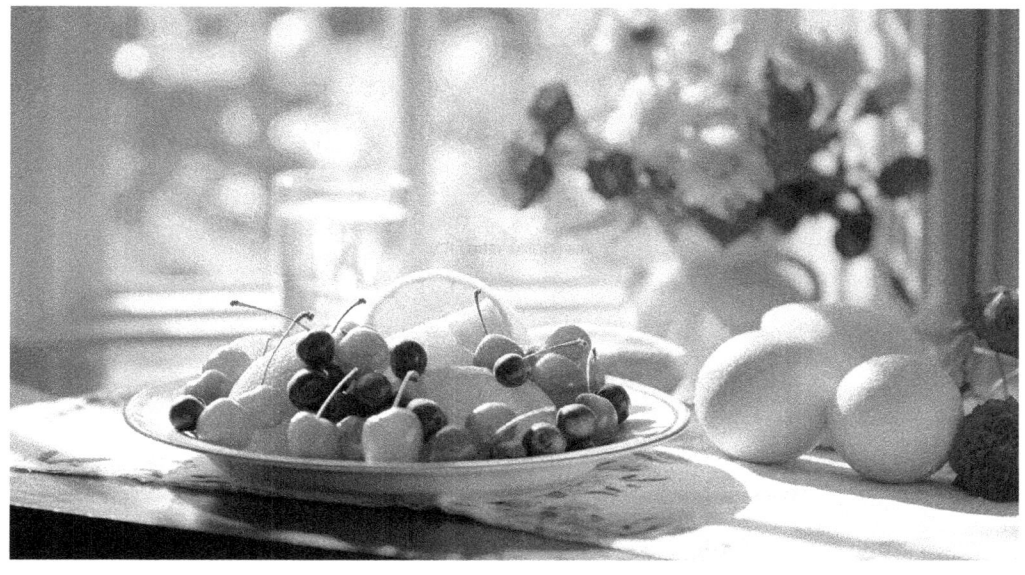

5

Utilizando la Conexión Mente-Cuerpo

"La mente y el cuerpo son como universos paralelos. Todo lo que sucede en el universo mental debe dejar huellas en el físico."

Deepak Chopra

En este capítulo, exploraremos la conexión entre nuestras mentes y cuerpos. Al prepararnos para el yoga en silla, nuestro enfoque se centra en tratar la mente y el cuerpo como los órganos interconectados que son. Al hacerlo, no solo estamos activando nuestros músculos y articulaciones, sino que también le estamos dando a nuestras mentes un poco de ejercicio tan necesario.

¿Dónde están mis llaves del coche?

A todos nos ha pasado de vez en cuando: no podemos encontrar las llaves del coche, falta el cinturón o el destornillador no está donde debería estar cuando lo necesitamos. ¿Te suena familiar? La pérdida de memoria no es necesariamente la razón por la que no podemos encontrar las llaves. A veces, es simplemente porque las dejamos sin pensar, no hicimos una nota mental de dónde las pusimos en primer lugar. Eso es normal para todos. Pero hay una transformación que ocurre dentro de nuestros cuerpos a medida que envejecemos, incluido en nuestros cerebros, que nos hace olvidar las cosas. Lo más notable es una disminución en el flujo sanguíneo al cerebro en nuestras edades avanzadas.

Me gusta pensar en el cerebro como un jardín. Si lo riegas regularmente, prospera, pero en tiempos de sequía, las plantas luchan y algunas incluso mueren. De manera similar, nuestro cerebro depende de un suministro constante de sangre para transportar los nutrientes esenciales y el oxígeno que nuestras células cerebrales necesitan para funcionar correctamente. A medida que envejecemos, la cantidad de sangre que llega a nuestro cerebro disminuye. En consecuencia, ciertos procesos cognitivos pueden volverse ligeramente más desafiantes. No se trata de olvidar dónde colocamos nuestras llaves de vez en cuando, sino más bien de que el cerebro se adapta a sus recursos reducidos. La "respiración consciente" puede ayudar con esta pérdida de memoria, así como con problemas físicos que puedan estar afectándonos. Pero tenemos que hacerlo correctamente.

"Espera", dices. "Nunca he oído hablar de una forma correcta e incorrecta de respirar". Veámoslo de esta manera: La respiración ineficiente es un poco como conducir un automóvil con un filtro de aire obstruido; va a funcionar, pero lentamente, y quemará mucha más gasolina en el proceso porque está trabajando mucho más duro para obtener la energía que necesita para funcionar. Nuestros pulmones y cerebros trabajan juntos para asegurarse de que respiremos. Si podemos enseñarle a nuestro cerebro a ayudarnos a respirar mejor y de manera más eficiente, es más probable que experimentemos un flujo sanguíneo mejorado y otros beneficios para la salud relacionados.

Cuando se sincroniza con movimientos de yoga en silla intencionados, la respiración ayuda a dispersar la neblina del estrés y agudiza la mente. Así es como el yoga en silla pasa de ser un simple conjunto de posturas a ser una práctica transformadora a medida que te conviertes en un observador consciente de tu propia respiración. De esa manera, las sesiones de yoga en silla ayudan tanto a nuestros cuerpos como a nuestras mentes (Neuroscience News, 2022).

En el próximo capítulo, probaremos algunas técnicas simples de respiración que pueden marcar una verdadera diferencia en la eficacia de tus sesiones de yoga en silla. Estas habilidades fundamentales de trabajo respiratorio pueden ser herramientas útiles en tu arsenal general de ejercicios. Inicia tu viaje respiratorio en el próximo capítulo.

6

Ejercicios de Respiración

"La respiración es el regalo más precioso de la naturaleza. Agradece por este maravilloso regalo."

Amit Ray

Imagina un día que no termina con una avalancha de tiempo frente a la pantalla o una ráfaga de tareas de último minuto, sino con un momento tranquilo de respiración. Tan solo dos minutos dedicados a ejercicios de respiración pueden ser como un botón de reinicio para la mente y el cuerpo. Cada inhalación se convierte en una oportunidad para atraer positividad, cada exhalación una oportunidad para liberar lo que ya no sirve al cuerpo o la mente. **Intentémoslo ahora.**

Respiración Abdominal para el Control de la Respiración. Para comenzar, siéntate cómodamente con la espalda recta. Coloca una mano en el pecho y la otra en el abdomen. Respira profundamente por la nariz, permitiendo que tu abdomen se expanda mientras mantienes quieto el pecho. Sostén por un momento y luego exhala lentamente por la boca, llevando el abdomen hacia adentro. Continúa durante unos dos minutos.

Respiración con Sonido del Océano para la Concentración. Siéntate erguido con los hombros relajados. Inhala lentamente por la nariz... Exhala por la boca mientras contraes ligeramente la parte posterior de la garganta, produciendo un sonido suave como si empañaras un cristal o un espejo. Intenta hacer este sonido suave tanto en la inhalación como en la exhalación. Repite 10 veces.

Respiración en Cuadro para alivio del estrés y disciplina. Siéntate cómodamente erguido. Inhala lentamente por la nariz contando hasta cuatro en tu mente. Sostén esa respiración durante un conteo de cuatro. Exhala por la boca durante un conteo de cuatro. Sostén esa respiración afuera durante otro conteo de cuatro. Completa cinco ciclos.

Respiración de Yoga Nasal para calma y alivio del estrés. Esta técnica calmante introduce una capa adicional de complejidad al utilizar tus dedos y requerir una respiración alternativa por las fosas nasales. El simple cambio de izquierda a derecha involucra ambos lados del cerebro. Comienza cerrando tu fosa nasal derecha con el pulgar derecho e inhalando por la fosa nasal izquierda. Luego, cierra tu fosa nasal izquierda con el dedo anular, liberando la fosa nasal derecha. Exhala por la fosa nasal derecha. Inhala por la fosa nasal derecha, ciérrala con el pulgar derecho y luego exhala por la fosa nasal izquierda. Esto es un ciclo. Completa cuatro ciclos.

Respiración de Risa para disposición y actitud. Esta técnica aprovecha la alegría innata de la risa, ofreciendo beneficios respiratorios y emocionales. Toma algunas respiraciones profundas por la nariz y exhala por la boca. Luego, comienza una risa "falsa", exhalando enérgicamente mientras la risa sale. Piensa en un momento o situación divertida y permite que esta risa falsa se convierta en una risa real y sincera. Deja que la risa continúe un poco y luego vuelve a la respiración profunda. Continúa durante aproximadamente un minuto.

Respiración Refrescante. Esta técnica tiene un efecto calmante en el sistema nervioso y enfría el cuerpo. Esto puede ser particularmente efectivo en días calurosos o después de una serie de ejercicios vigorosos. Siéntate erguido. Sacó la lengua y enróllela como un tubo. Inhala a través de esta lengua tubular. Cierra la boca y exhala normalmente por la nariz. Completa diez ciclos.

Respiración Siseante para concentración. El "siseo" sirve como un punto focal, facilitando la concentración en la respiración y despejando la mente. Para empezar, inhala profundamente por la nariz. Exhala lentamente a través de los dientes apretados, creando un sonido siseante mientras el aire escapa. Repite 5-6 veces.

Respiración Ujjayi para calentamiento físico. Los practicantes afirman que la Respiración Ujjayi calienta el cuerpo, siendo excelente para condiciones más frías o para calentarse antes de una serie de posturas. Inhala profundamente por la nariz. Mantén la boca y los labios bien cerrados y contrae la parte posterior de tu garganta. Exhala por la nariz, creando un sonido similar a un susurro. Repite de 5 a 10 veces.

Respiración Zumbante para calma y alivio del estrés. La más melodiosa de todas, implica generar un sonido zumbante al exhalar. Comienza encontrando una posición cómoda pero erguida en tu silla. Cierra los ojos y toma una respiración lenta y profunda por la nariz. Exhala lentamente por la boca mientras produces un sonido zumbante. Repite durante diez ciclos.

Con estas técnicas de respiración en tu arsenal, estarás bien preparado para profundizar tu experiencia en el yoga en silla. Ya sea que seas una persona mayor, tengas problemas de movilidad o simplemente quieras probar algo nuevo sin la intimidación de las posturas de yoga tradicionales, estas técnicas de respiración pueden actuar como recursos alternativos para ayudar a aliviar el estrés, mejorar la concentración e inducir cambios físicos en tu cuerpo. En el próximo capítulo, hablaremos sobre flexibilidad, movilidad y flujo sanguíneo y cómo trabajan juntos para una mejor salud.

7

Flexibilidad y Movilidad

"Cuanto más envejezco, mejor era antes."

Lee Trevino

O h, los días de juventud cuando agacharse para atar un cordón de zapato no requería un plan estratégico. Avancemos unas décadas, y aquí estamos, lidiando con articulaciones rígidas y músculos que sienten como si nunca se hubieran estirado en años. Si tienes más de 55 años, la sensación de articulaciones tensas e incómodas probablemente sea una compañera cercana. Si se descuida, estos problemas articulares podrían progresar y limitar severamente tu movilidad con el tiempo. La aceptación no significa rendición o derrota. En cambio, es un punto de partida, una base para construir nuevas posibilidades y empujar límites. Proporciona el espacio mental necesario para mirar la situación de manera nueva.

Las limitaciones físicas a veces pueden evocar sentimientos de impotencia o confinamiento. Sin embargo, estas limitaciones también sirven como un telón de fondo contra el cual se pueden volver a explorar y expandir el paisaje de habilidades. Estiramientos efectivos y ejercicios bien diseñados pueden servir como herramientas para esta expansión.

Estiramiento y Ejercicio

Mientras que los estiramientos se centran en grupos musculares específicos, los ejercicios pueden armonizar diferentes partes del cuerpo, llevando a un mejor equilibrio y movilidad funcional. El objetivo es hacer que las actividades diarias sean más cómodas, reducir el estrés físico y, en última instancia, mejorar nuestra calidad de vida. El acto de estirarse, entonces, se convierte en algo más que un mero movimiento físico.

También es un ejercicio para romper barreras mentales. A medida que cada estiramiento pone a prueba los límites de lo que nuestros cuerpos pueden hacer, también pone a prueba los límites de lo que creemos que es posible. Cada ligera mejora, cada pulgada adicional de flexibilidad y cada nueva facilidad en el movimiento socava el muro de la limitación.

Comprender el problema es el primer paso para resolverlo, así que consideremos por qué nuestras articulaciones pierden su flexibilidad. No se trata solo del envejecimiento, aunque eso es parte de ello. ¿Alguna vez has notado cómo tus articulaciones se sienten más rígidas al levantarte por la mañana o después de un largo descanso? Eso no es una coincidencia. La inactividad, especialmente durante ciertas horas del día, puede hacer que las articulaciones se sientan como si estuvieran en cemento.

Tener sobrepeso también agrega estrés adicional a las articulaciones. Combina esto con una dieta rica en alimentos inflamatorios, y nos estamos preparando para una vida de incomodidad. Además, condiciones de salud como la bursitis, la osteoartritis e incluso la artritis reumatoide y psoriásica también contribuyen a articulaciones rígidas y huesos doloridos. Rigidez, dolor y movilidad reducida son las características de articulaciones y ligamentos inflexibles.

La Causa del Dolor Articular.

Entonces, ¿qué está obstruyendo el funcionamiento? ¿Por qué las articulaciones de algunas personas se mueven como si estuvieran bañadas en aceite de oliva mientras que otras parecen estar atascadas en melaza? Lo creas o no, nuestras articulaciones y ligamentos tienen sus propios relojes internos, y sus sustancias antiinflamatorias naturales están en su punto más bajo por la mañana. Además, tu lubricante natural, oficialmente conocido como líquido sinovial, necesita movimiento para distribuirse, y has estado durmiendo toda la noche. Por la tarde, estás lubricado y te estás moviendo un poco más libremente. Recuerda, tus articulaciones son intrincados mecanismos pequeños. Ignora sus ritmos circadianos, agrega la carga de comer los alimentos incorrectos y crearás la tormenta perfecta para la inflexibilidad y la movilidad reducida.

Esto puede llevar a una espiral descendente que afecta nuestra salud general. Limitaciones en el movimiento pueden resultar en menos actividad física, deteriorando aún más la fuerza muscular y la flexibilidad articular. También puede afectar el bienestar emocional porque nuestra incapacidad para moverse libremente puede llevar a sentimientos de aislamiento y dependencia.

El yoga en silla puede proporcionar una amplia variedad de beneficios, especialmente para la movilidad articular. En un estudio publicado por la revista MDPI Healthcare en abril de 2023 (Yao et al., 2023), los participantes con osteoartritis de rodilla tuvieron un nivel significativamente mayor de aptitud funcional y puntuaciones de actividad diaria después de la intervención de yoga en silla. Pero los beneficios no se limitan solo a problemas de rodilla; el yoga en silla ha demostrado mejorar la movilidad en varias articulaciones, ya sea las caderas, los codos o incluso las pequeñas articulaciones de las manos y los pies. También tiene un efecto regenerativo. Con la práctica regular, las personas pueden recuperar parte de la movilidad que pensaron que se había perdido para siempre.

Entonces, ¿estás listo para hacer un cambio que tu yo futuro agradecerá? En los próximos dos capítulos, presentaremos secuencias de yoga en silla diseñadas para mejorar la flexibilidad articular y aumentar la movilidad. Ya sea que seas un principiante o simplemente estés buscando ampliar tu rutina, estas secuencias están diseñadas para ayudarte a lograr una vida más móvil, flexible y, en última instancia, más cómoda.

Así que, empecemos.

8
Ejercicios Para la Flexibilidad

Hay un viejo dicho que dice que la flexibilidad no se trata de poder tocar tus dedos de los pies; se trata de ampliar tu rango de posibilidades. Pero la flexibilidad física también es buena, así que toma tu silla y acomódate en la próxima rutina: ejercicios para aumentar la flexibilidad. Comencemos con algunos calentamientos.

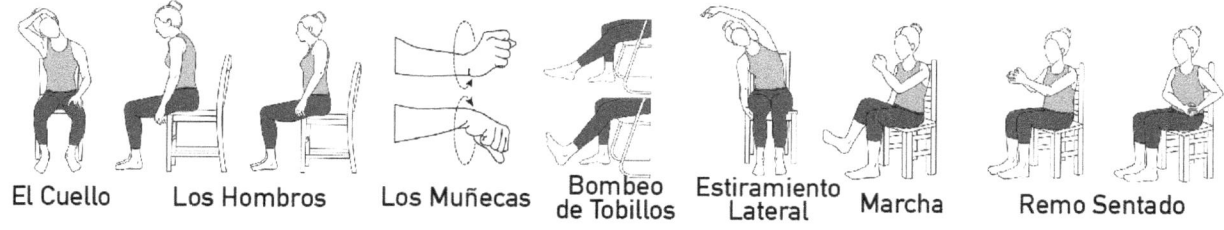

El Cuello — Los Hombros — Los Muñecas — Bombeo de Tobillos — Estiramiento Lateral — Marcha — Remo Sentado

Inclinaciones de Cuello. Coloca tu mano derecha en el lado izquierdo de tu cabeza y, mientras inhalas por la nariz, inclina suavemente la cabeza hacia tu hombro derecho. Sostén la posición mientras exhalas por la boca y repite durante dos respiraciones. Haz esto dos veces en cada lado.

Círculos de Hombros. Abre los ojos, inhala y comienza a rodar lentamente tus hombros. Levántalos hacia arriba y hacia adelante, luego ródalos hacia atrás y hacia abajo mientras exhalas. Haz esto cuatro veces, luego invierte. Inhala, levanta y rueda hacia atrás; exhala mientras los dejas caer y rueda hacia adelante.

Círculos de Muñeca. Mientras inhalas, extiende tus brazos frente a ti con las palmas hacia abajo o los puños cerrados. Gira las muñecas en el sentido de las agujas del reloj cinco veces y luego en sentido contrario.

Bombeo de Tobillos. Coloca tu pie derecho plano en el suelo y levanta ligeramente el talón izquierdo mientras apuntas tu pie izquierdo hacia adelante. Baja el talón izquierdo mientras levantas los dedos. Haz esto de 5 a 10 veces para cada lado.

Estiramiento Lateral. Extiende tus brazos por encima de la cabeza mientras inhalas por la nariz. Exhala e inclínate hacia el lado izquierdo para un estiramiento suave. Regresa al centro mientras inhalas y luego inclínate hacia la derecha mientras exhalas. Siente el estiramiento en tus costados y adéntrate en él, pero no te excedas. Repite tres veces para cada lado.

Marcha en la Silla (también se puede hacer de pie junto a la silla). Básicamente, estarás marchando en el lugar mientras estás sentado. Mantén este movimiento a un ritmo rápido durante 1-2 minutos.

Remo Sentado. Comienza sentándote hacia adelante en tu silla. Este calentamiento también se puede hacer de pie al lado de la silla si prefieres. Une las manos y estíralas frente a ti hacia tu lado izquierdo. Tira de tus manos de adelante hacia atrás a velocidad media como si estuvieras remando un bote. Haz esto cinco veces en cada lado.

Ahora, pasemos a la rutina principal. Nota: algunos ejercicios pueden repetirse debido a su acción de doble propósito en varias partes del cuerpo.

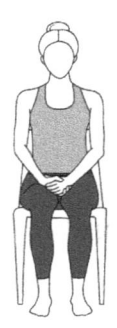

Savasana en la Silla (Relajación y Respiración). Siéntate con la espalda recta en una silla cómoda, los pies apoyados en el suelo. Cierra los ojos y coloca las manos en tu regazo. Respira de forma natural mientras dejas que tu cuerpo se relaje, comenzando desde la cabeza, pasando por el cuello, bajando por los brazos y el torso, a través de las piernas y hasta los dedos de los pies. Permanece en esta posición relajada durante unos tres minutos. Recuerda inhalar lentamente por la nariz, sostenerlo brevemente y luego exhalar por la boca.

EJERCICIOS PARA LA FLEXIBILIDAD 29

Respiración Profunda Sentada (Relajación y Respiración). Siéntate derecho y coloca una mano en tu vientre y la otra en tu pecho. Inhala profundamente por la nariz, llenando lentamente el abdomen. Asegúrate de que tu pecho no se mueva. Exhala lentamente por la nariz. Repite este ciclo cinco veces.

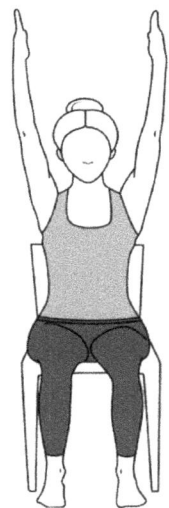

Postura de Manos Levantadas (Brazos, hombros, parte superior de la espalda y pecho). Inhala lentamente mientras levantas los brazos por encima de la cabeza, alineándolos con tus oídos tanto como sea posible. Mantén los hombros relajados, sin encorvarse. Sostén la pose durante tres a cinco respiraciones, luego baja lentamente las manos de nuevo a tu regazo al exhalar.

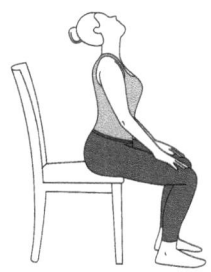

Para Muslos, Isquiotibiales, Y Pantorrillas.

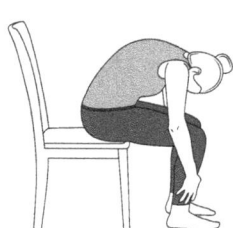

Flexión Hacia Adelante (Pantorrillas, Isquiotibiales y Muslos). Siéntate con la espalda recta en el borde de la silla, los pies apoyados en el suelo. Exhala e inclínate hacia adelante desde la cintura, estirando la columna y alcanzando hacia el suelo, agarrando tus tobillos con las manos y deslizando tus glúteos hacia adelante en la silla para estirar las piernas. Mantén esta posición, inhalando y exhalando lentamente durante 3-5 respiraciones. Repite dos veces.

Postura de Guerrero I y II/Postura del Guerrero Reverso (¡Estiramiento para Todo el Cuerpo!) La postura del Guerrero aporta flexibilidad y un aire de valentía, como si te estuvieras preparando para una batalla amigable contra la rigidez. Aunque deberías trabajar para hacer la transición del Guerrero I al II y luego al Guerrero Reverso, quizás quieras comenzar practicándolos por separado.

Guerrero I (Equilibrio, movilidad, fuerza, piernas, brazos, caderas, muslos). Siéntate de lado en la silla. Balancea la pierna derecha hacia adelante y la pierna izquierda hacia atrás, estirando la pierna izquierda tanto como sea posible. Mantén el torso sobre la pierna derecha mientras elevas los brazos hacia el techo al inhalar.

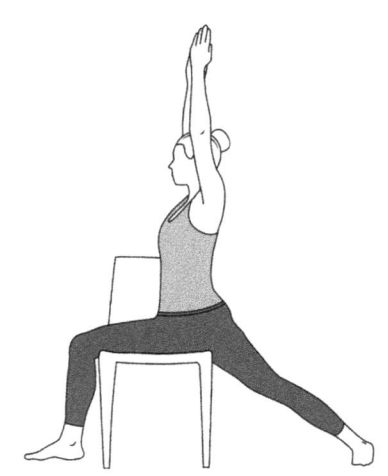

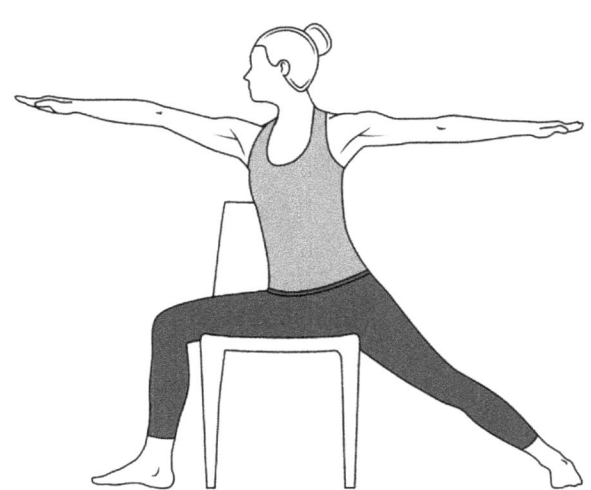

Guerrero II (Equilibrio, movilidad, fuerza, piernas, brazos, abdomen). Gira tu torso para que mire hacia el frente de la silla mientras extiendes los brazos hacia los lados, con las palmas hacia abajo. Respira profundamente, inhalando y exhalando tres veces.

Guerrero Reverso (Movilidad, equilibrio, flexibilidad, fuerza, piernas, columna vertebral, núcleo, torso). Mueve suavemente la mano izquierda hacia abajo en dirección al pie izquierdo mientras levantas la mano derecha y la doblas ligeramente sobre tu cabeza. Mantén esta pose, concentrándote en cuatro respiraciones profundas.

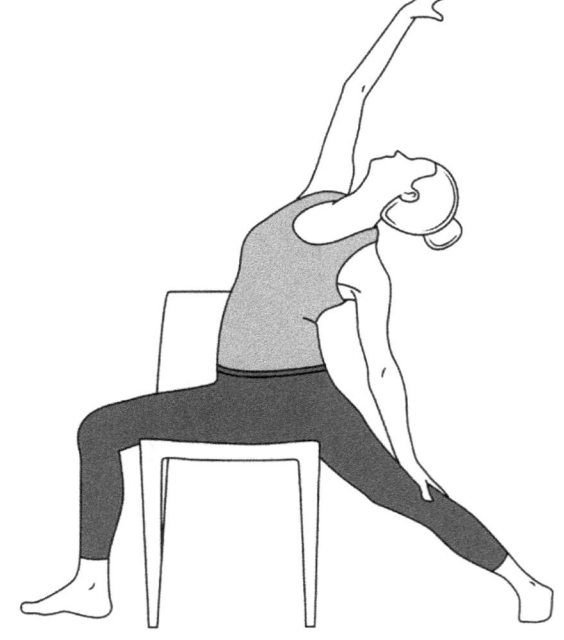

EJERCICIOS PARA LA FLEXIBILIDAD 31

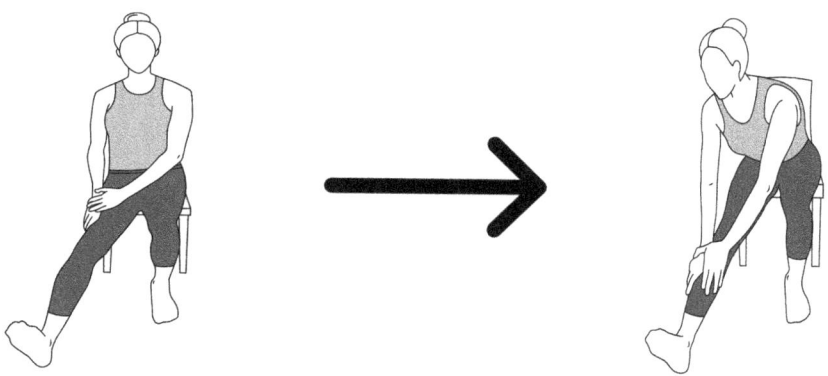

Flexiones hacia Adelante de Pierna (Fuerza y equilibrio del núcleo, cuádriceps, caderas e isquiotibiales). Siéntate derecho con los pies apoyados en el suelo. Inhala y extiende una pierna recta frente a ti, manteniendo el otro pie plano en el suelo. Al exhalar, inclínate hacia adelante hacia la pierna extendida, procurando tocar tus dedos del pie. Mantén la posición durante tres a cinco respiraciones y luego repite con la pierna opuesta.

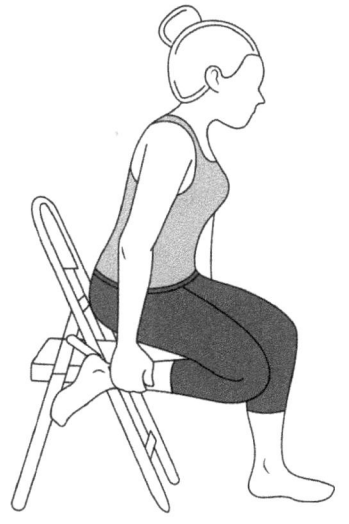

Postura del Héroe (Cuádriceps, Rodillas, Tobillos y Muslos). Deslízate hacia el borde del asiento y extiende la pierna izquierda hacia atrás, manteniendo la rodilla flexionada. Asegúrate de que la rodilla flexionada apunte hacia abajo y que el pie esté plano contra el lateral de la silla. Mantén esta posición durante tres a cinco respiraciones, inhalando profundamente cada vez. Vuelve a una posición neutral y repite con la pierna opuesta.

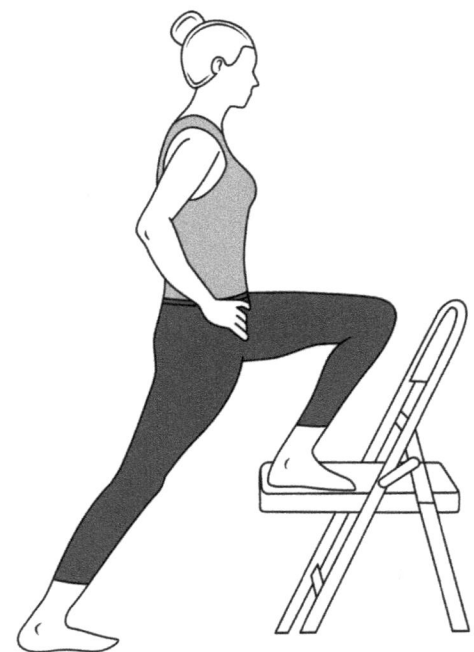

Estiramiento de Cuádriceps/Caderas (cuádriceps, caderas, muslos). De pie frente a la silla, inhala lentamente y coloca las manos en las caderas y el pie derecho en el asiento de la silla. Exhala mientras te inclinas lentamente hacia adelante, estirando el cuádriceps derecho. Sostén la posición durante dos respiraciones y vuelve a la posición normal. Cambia de lado. Inhala lentamente y coloca el pie izquierdo en el asiento de la silla. Exhala mientras te inclinas lentamente hacia adelante, estirando el cuádriceps izquierdo. Sostén la posición durante dos respiraciones y vuelve a la posición normal.

En este momento, es posible que estés pensando: "¿Todo esto desde una silla?" Absolutamente. Estas posturas de yoga en silla dejan en claro que la flexibilidad no se limita a lo que se puede lograr en una esterilla de yoga. Se trata de hacer que el yoga funcione para ti, no al revés. Una rutina diaria de estiramientos y respiración simples, como se describe aquí, puede hacer que tu vida sea mucho más placentera. Tus dolores cotidianos y la falta de flexibilidad no tienen por qué ser síntomas inevitables del envejecimiento que debas aceptar pasivamente. Con un movimiento regular, estos pueden abordarse, mejorarse y, en algunos casos, aliviarse.

9
Ejercicios Para Mejorar la Movilidad

"Puedo ser cambiado por lo que me sucede, pero me niego a ser disminuido por ello."

Maya Angelou

Esta sección te guía a través de una secuencia de ejercicios de yoga en silla para mejorar tu movilidad. Ofrece una mezcla equilibrada de estiramientos, giros y flexiones suaves para ponerte en movimiento y activo. Como siempre, consulta a tu médico antes de comenzar estos ejercicios, ¡y nunca te exijas demasiado! Modifica el movimiento si es necesario y estira solo hasta donde lo sientas, no más allá. Ahora, comencemos.

Respiración Sentada. Comienza sentándote recto en la silla. Cierra los ojos y respira profundamente, inhalando por la nariz y exhalando por la boca. Inhala... Exhala... Inhala... Exhala... Recuerda, el enfoque está en la respiración, ayudando a calmar la mente y preparando tu cuerpo para los ejercicios que vienen. Haz esto de 5 a 10 veces.

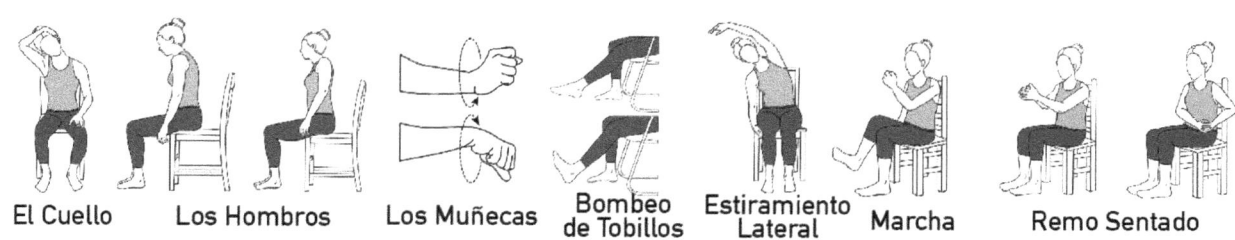

El Cuello   Los Hombros   Los Muñecas   Bombeo de Tobillos   Estiramiento Lateral   Marcha   Remo Sentado

Inclinaciones de Cuello. Manteniendo tu espalda recta, coloca tu mano izquierda en el lado derecho de tu cabeza y, al respirar por la nariz, inclina suavemente la cabeza hacia tu hombro izquierdo. Sostén la postura mientras exhalas por la boca. Mantén durante dos respiraciones y vuelve al centro. Haz esto dos veces. Cambia al lado derecho y luego repite una vez más para cada lado.

Círculos de Hombros. Comienza a rodar lentamente tus hombros. Levántalos hacia adelante y luego rótalos hacia atrás y hacia abajo mientras exhalas. Haz esto tres veces y luego invierte otras tres. Siempre presta atención a tu respiración.

Círculos de Muñeca. Al inhalar, extiende los brazos frente a ti con las palmas hacia abajo o en un puño. Comienza a rotar suavemente las muñecas en sentido horario durante cinco rotaciones mientras exhalas. Haz una pausa, inhala y gira en la dirección opuesta mientras exhalas. Baja los brazos, inhala, sostén, exhala.

Bombas de Tobillo. Coloca tu pie derecho plano en el suelo y levanta ligeramente el talón izquierdo mientras apuntas el pie izquierdo hacia adelante. Baja el talón izquierdo mientras levantas los dedos. Haz esto de 5 a 10 veces. Cambia de pie y repite de 5 a 10 veces.

Marcha en Silla. Simplemente la acción de marchar en el lugar durante dos minutos, ya sea sentado o de pie junto a la silla.

Remo Sentado. Esto también se puede hacer de pie junto a la silla. Entrelaza las manos y estíralas frente a ti hacia tu lado izquierdo. Tira tus manos de adelante hacia atrás a un ritmo rápido como si estuvieras remando un bote. Haz esto rápidamente cinco veces de cada lado. Repite toda la secuencia tres veces.

Ahora, pasemos a la secuencia principal.

Montaña Sentada (Postura, columna vertebral, núcleo). Siéntate derecho con los pies apoyados en el suelo. Inhala mientras estiras los brazos, entrelazas los dedos y giras las palmas hacia afuera. Levanta las manos sobre la cabeza con las palmas hacia el techo, intentando alinear la cabeza, el tronco y las manos. Mantén la posición durante 3-5 respiraciones.

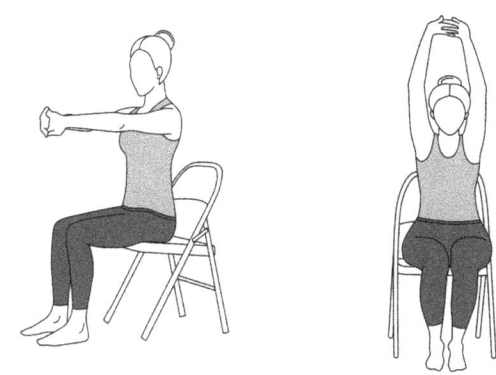

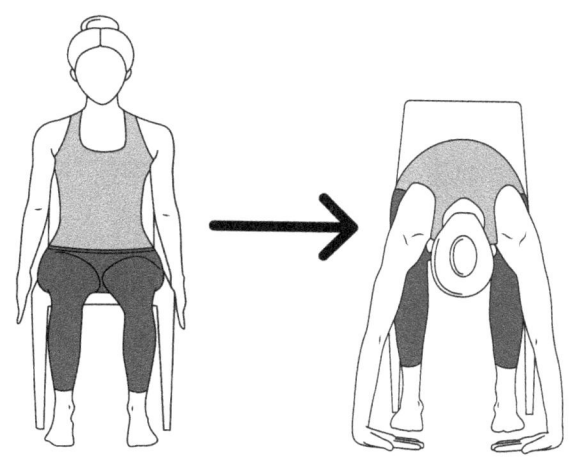

Flexión hacia Adelante (Ciática, columna vertebral, isquiotibiales). Comienza sentándote derecho. Inhala lentamente por la nariz y extiende los brazos por encima de la cabeza. Exhala por la boca e inclínate hacia adelante desde la cintura, llevando las manos hacia los pies con las palmas hacia arriba. Mantén la posición durante diez respiraciones.

Postura del Águila Sentada (Estira las articulaciones de la muñeca, codo y hombro; mejora la postura del tronco superior y endereza la columna vertebral). Siéntate derecho con los pies apoyados en el suelo. Cruza el muslo derecho sobre el muslo izquierdo. Mientras inhalas por la nariz, extiende los brazos hacia adelante y cruza el brazo derecho sobre el izquierdo. Exhala lentamente. Inhala y dobla los codos juntando las palmas de las manos. Mantén la postura durante 5-10 respiraciones. Descruza los brazos y las piernas. Repite en el lado opuesto durante 5-10 respiraciones.

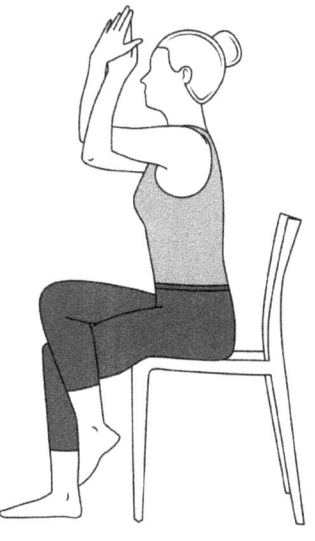

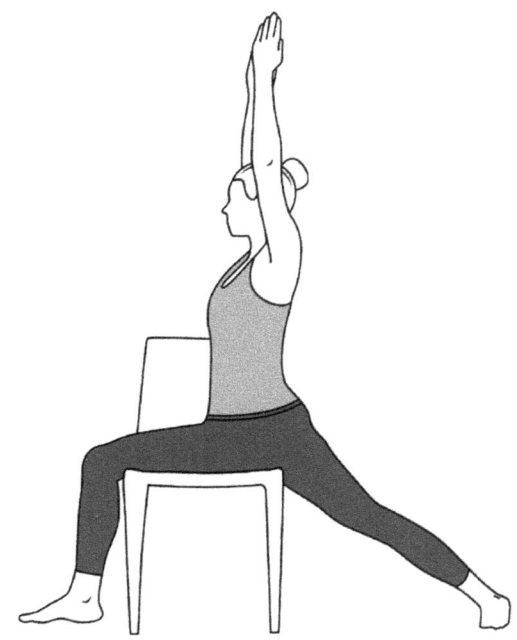

Postura del Guerrero I (Equilibrio y fuerza central. Fortalece piernas, brazos superiores y músculos alrededor de las caderas. Estira los muslos delanteros y traseros). Siéntate de lado en la silla y extiende la pierna derecha hacia atrás. Dobla ligeramente la rodilla izquierda, manteniendo el pie en el suelo. Mientras inhalas lentamente por la nariz, levanta los brazos sobre la cabeza. Mientras exhalas por la boca, inclínate ligeramente hacia adelante manteniendo la espalda recta. Sostén la postura durante 5-10 respiraciones. **Cambia de lado.** Siéntate en el borde de la silla y extiende la pierna izquierda hacia atrás. Dobla ligeramente la rodilla derecha, manteniendo el pie en el suelo. Mientras inhalas lentamente por la nariz, levanta los brazos sobre la cabeza. Mientras exhalas por la boca, inclínate ligeramente hacia adelante manteniendo la espalda recta.

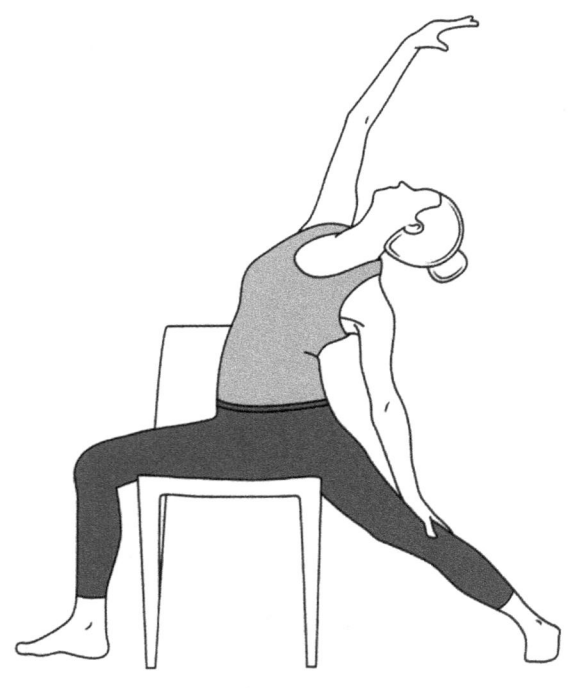

Postura del Guerrero Reverso (Piernas, columna y zona central). Comienza en la misma posición que para el Guerrero I (sentado en el borde de la silla con la pierna derecha extendida hacia atrás). Coloca la mano izquierda en la pierna izquierda. Mirando hacia arriba, inhala y levanta el brazo derecho hacia arriba y hacia atrás, permitiendo que la mano derecha toque la parte superior de la silla. Sigue mirando hacia arriba. Mantén la postura durante 5-10 respiraciones y después, cambia de lado. Extiende la pierna izquierda hacia atrás. Coloca la mano derecha en la pierna derecha.

Mirando hacia arriba, inhala y levanta el brazo izquierdo hacia arriba y hacia atrás, permitiendo que la mano izquierda toque la parte superior de la silla. Sigue mirando hacia arriba. Mantén la postura durante 5-10 respiraciones y regresa a la posición normal sentado.

Respiración Diafragmática para Transiciones. (Aumenta la eficiencia pulmonar, estrés). Esta técnica restaurativa ayuda a preparar el cuerpo para la siguiente postura en la secuencia. Siéntate cómodamente. Coloca una mano en el pecho y otra en el vientre. Toma una respiración lenta y profunda por la nariz, permitiendo que tu diafragma se expanda. Exhala completamente por la boca. Repite durante 10 respiraciones.

Ángulo Lateral (Parte baja de la espalda, piernas, caderas. Ayuda a aumentar la flexibilidad, el equilibrio y la circulación). Comienza sentado erguido con los pies apoyados en el suelo. Coloca la mano derecha en la rodilla o muslo derecho. Inhala y levanta el brazo izquierdo hacia el techo. Al exhalar, inclínate suavemente hacia la derecha, estirando el lado izquierdo de tu cuerpo. Mantén la postura durante 5-10 respiraciones y luego regresa a la posición normal. Repite en el lado opuesto: Comienza sentado erguido con los pies apoyados en el suelo. Coloca la mano izquierda en la rodilla o muslo izquierdo. Inhala y levanta el brazo derecho hacia el techo. Al exhalar, inclínate suavemente hacia la izquierda, estirando el lado derecho de tu cuerpo.

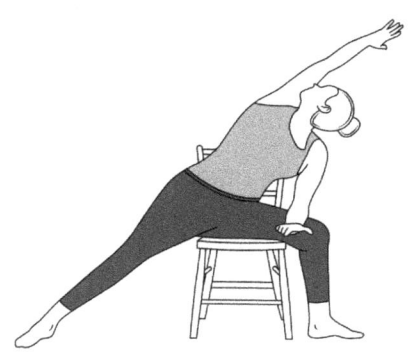

Gato-Vaca (Equilibrio, postura, flexibilidad). Permanece sentado con la espalda recta y los dos pies apoyados en el suelo. Coloca las manos en las rodillas. Al inhalar, arquea la espalda y mira hacia arriba, estirando la parte frontal del cuello. Al exhalar, redondea la espalda, mete el mentón y estira la parte posterior del cuello. Continúa durante diez ciclos, alineando tus movimientos con tus respiraciones.

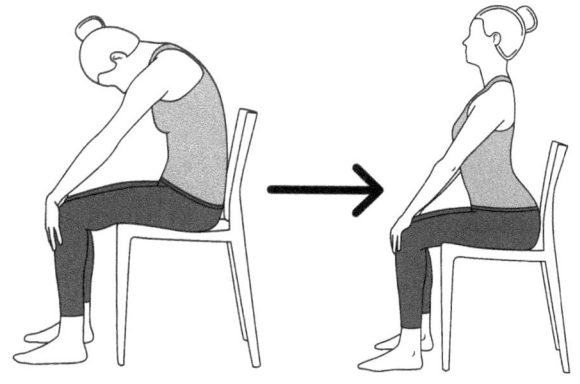

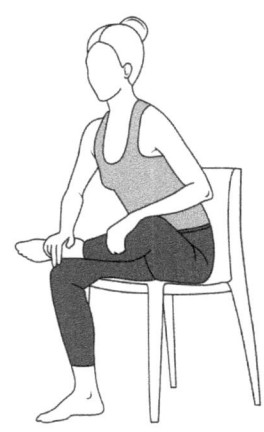

Postura de la Paloma (Mejora la movilidad general, ayuda con el dolor lumbar, estira los glúteos e isquiotibiales). Siéntate derecho con los pies apoyados en el suelo. Levanta el tobillo derecho y colócalo sobre la rodilla izquierda. Mantén la rodilla derecha abierta. Para un estiramiento más profundo, inclínate ligeramente hacia adelante sin redondear la espalda. Sostén durante 5-10 respiraciones y vuelve a la posición normal. Cambia de lado: Siéntate derecho con los pies apoyados en el suelo. Levanta el tobillo izquierdo y colócalo sobre la rodilla derecha. Mantén la rodilla izquierda abierta. Para un estiramiento más profundo, inclínate ligeramente hacia adelante sin redondear la espalda. Sostén durante 5-10 respiraciones y vuelve a la posición normal.

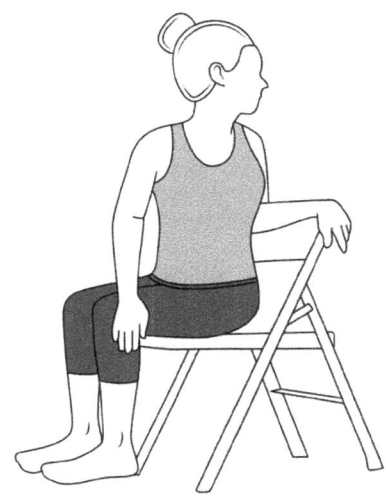

Giro Espinal (Flexibilidad de la columna y dolor de espalda). Siéntate derecho con los pies apoyados en el suelo. Coloca tu mano derecha en la rodilla izquierda. Inhala y alarga tu columna. Exhala y gira suavemente hacia la izquierda, utilizando tu mano derecha como palanca. Ten cuidado de no torcer demasiado; estira hasta donde sea cómodo. Sostén durante 5-10 respiraciones y luego vuelve a la posición normal. Repite en el lado opuesto.

Cada una de estas posturas es más que una simple posición física; son un paso hacia una mejor salud, mayor movilidad y bienestar mejorado. Incorporarlas a tu rutina diaria puede mejorar la movilidad, la postura y la claridad mental.

10

Fuerza Muscular Después de los 60

"El cuerpo es como un piano y la felicidad es como la música. Es necesario tener el instrumento en buen estado."

Henry Ward Beecher

Hasta ahora, hemos destacado los beneficios del yoga con silla para mejorar la flexibilidad y movilidad, pero la noción de fuerza no está lejos. Los músculos también atraviesan su propio proceso de envejecimiento, perdiendo gradualmente masa y volviéndose menos efectivos para sostener las articulaciones y los huesos. Así que no se trata solo de hacer que tus articulaciones sean más flexibles, sino también de fortalecer los músculos circundantes. Los signos de pérdida muscular a menudo comienzan de manera pequeña. Tal vez te sientas cansado después de un corto paseo con el perro, o las escaleras son más difíciles de subir. La debilitación muscular con la edad es principalmente un proceso natural llamado sarcopenia, y además de la edad, la falta de actividad física y una mala nutrición también pueden causar pérdida muscular.

Una dieta saludable y actividad física regular son las únicas formas confiables de frenar e incluso revertir algunos aspectos de la pérdida muscular. La proteína es el componente básico de los músculos y desempeña un papel significativo en la reparación de los tejidos musculares dañados. La proteína regular de pollo, pescado y huevos, combinada con el ejercicio, pueden ayudar a construir nuevos músculos y prevenir una mayor pérdida.

El yoga en silla y sus diversas posturas ofrecen un entrenamiento de resistencia suave. Puede que no sea equivalente a levantar pesas pesadas, pero proporciona la resistencia suficiente para ayudar a construir y mantener la fuerza al sostener posturas y utilizar la resistencia natural del cuerpo para dar forma y tonificar los músculos.

El próximo capítulo explorará estos ejercicios con mayor detalle, ofreciéndote una secuencia diseñada para desarrollar fuerza y resultar en un enfoque equilibrado y menos exigente de la actividad física. Estos movimientos estratégicos pueden ayudar a frenar los efectos de la sarcopenia, facilitando las tareas diarias y mejorando tu calidad de vida en general. ¡Comencemos!

11
Ejercicios de Fortalecimiento

Esta secuencia está diseñada específicamente para ayudar a desarrollar fuerza a través de la resistencia. Las posturas son suaves pero efectivas y deben realizarse en un orden específico para obtener el máximo beneficio.

Elevación de piernas (Cuádriceps). Siéntese firmemente en la silla con ambos pies apoyados en el suelo, agarrándote al costado de la silla para mayor seguridad. Mientras inhalas lentamente, contrae tus abdominales y levanta tu pierna izquierda, manteniéndola lo más recta posible. Mantén durante un conteo de cinco y bájala mientras exhalas. Repite tres veces y luego cambia de pierna. Mientras inhalas lentamente, contrae tus abdominales y levanta tu pierna derecha, manteniéndola lo más recta posible. Mantén durante un conteo de cinco y bajala mientras exhalas. Haz esto cinco veces para cada pierna. Para mayor resistencia, usa zapatos o botas pesadas.

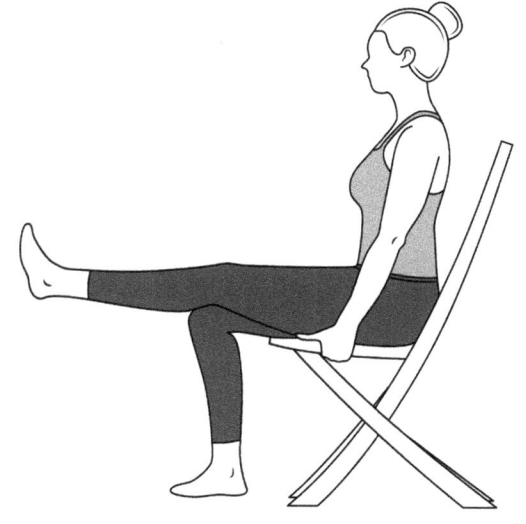

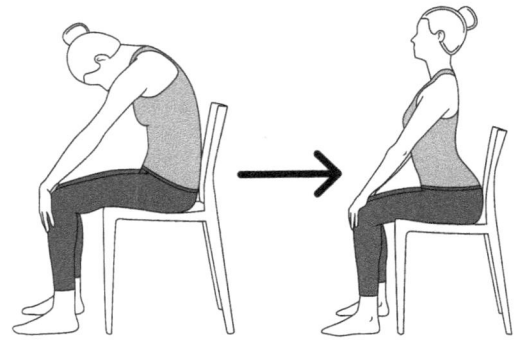

Gato-Vaca (Espalda, columna, pecho y hombros). Siéntate derecho en tu silla, inhala y coloca las manos en las rodillas. Mientras exhalas, redondea la espalda y lleva el mentón hacia el pecho (Gato). Mantén la pose durante cinco respiraciones. Exhala, arquea lentamente la espalda y levanta el mentón y el pecho hacia arriba (Vaca). Alterna entre estas posturas durante 5-10 respiraciones.

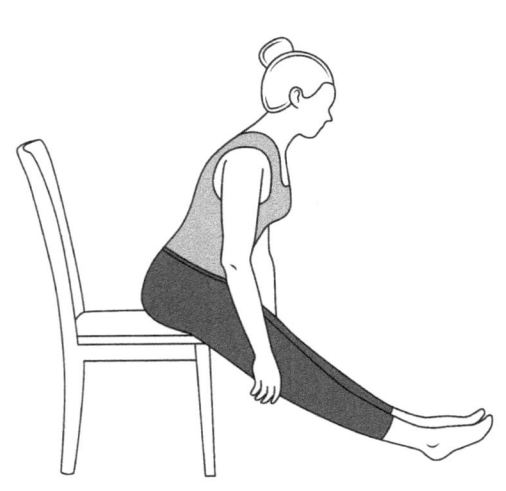

Pulso de Pica (abdominales, oblicuos, parte baja de la espalda). Siéntate en el borde de la silla y extiende ambas piernas hacia adelante. Coloca las manos en los apoyabrazos o en los lados de la silla para mayor soporte, o manténlas a los costados. Contrae los abdominales y eleva las piernas hacia arriba, levantándolas ligeramente del suelo y luego bajándolas. Realiza 10 elevaciones y mantén activado tu abdomen durante todo el ejercicio.

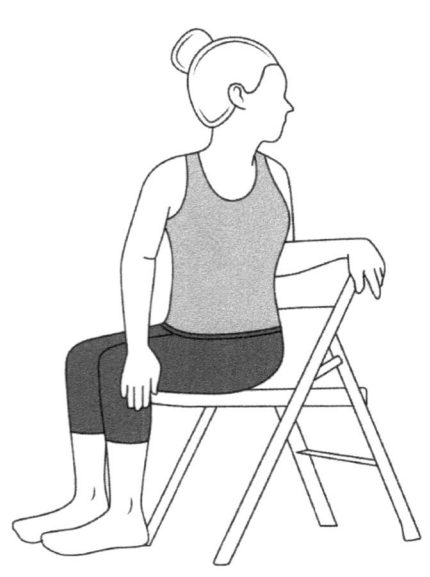

Giro Sentado (espalda). Comienza con la espalda recta. Al exhalar, coloca tu mano derecha en la rodilla izquierda y la mano izquierda detrás de tu espalda o en el respaldo de la silla. Usa tus manos para torcer suavemente la parte superior de tu cuerpo hacia la izquierda. Sostén durante tres respiraciones, vuelve al centro y repite en el otro lado. Al exhalar, coloca tu mano izquierda en la rodilla derecha y la mano derecha detrás de tu espalda o en el respaldo de la silla. Usa tus manos para torcer suavemente la parte superior de tu cuerpo hacia la derecha. Sostén durante tres respiraciones y vuelve al centro.

EJERCICIOS DE FORTALECIMIENTO 43

Inclinación Lateral (Postura, hombros, parte superior de la espalda, pecho, cuello). Siéntate erguido con los pies apoyados en el suelo. Extiende ambos brazos hacia los lados, como un avión. Inclínate de modo que tu brazo izquierdo apunte hacia el techo y tu brazo derecho hacia el suelo, estirando el lado izquierdo del cuerpo. Mantén esta posición durante tres respiraciones, vuelve al centro y luego repite en el otro lado. Inclínate para que tu brazo derecho apunte hacia el techo y tu brazo izquierdo hacia el suelo, estirando el lado derecho del cuerpo. Mantén esta posición durante tres respiraciones y luego vuelve a la posición central.

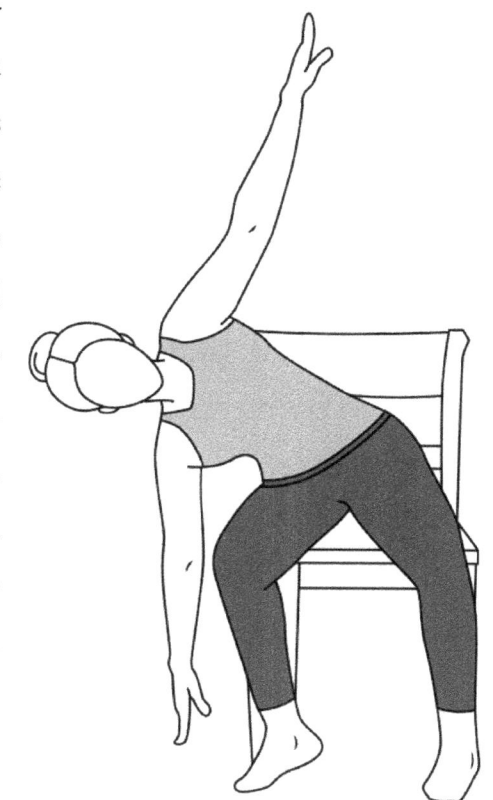

Flexión hacia Adelante de Pierna Extendida (Fortalecimiento del núcleo y equilibrio, zona lumbar, isquiotibiales). Siéntate en el borde de tu silla con los pies apoyados en el suelo. Extiende la pierna derecha hacia adelante, con el talón apoyado en el suelo y los dedos apuntando hacia arriba. Inhala para alargar la columna; exhala mientras te inclinas suavemente hacia adelante desde las caderas. Siente el estiramiento a lo largo de los isqui-

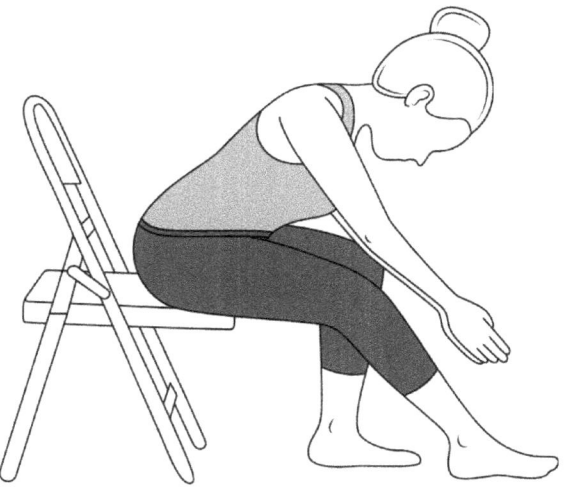

otibiales de la pierna derecha. Mantén la posición durante tres respiraciones y repite con la otra pierna. Vuelve a una posición neutral, luego extiende la pierna izquierda hacia adelante con el talón apoyado en el suelo y los dedos apuntando hacia arriba. Inhala para alargar la columna; exhala mientras te inclinas suavemente hacia adelante desde las caderas. Siente el estiramiento a lo largo de los isquiotibiales de la pierna izquierda. Mantén la posición durante tres respiraciones.

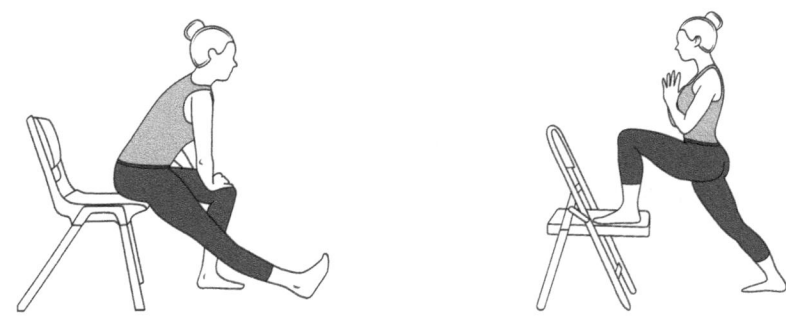

Estiramiento de Isquiotibiales Sentado (Zona lumbar e isquiotibiales). Esta postura también se puede realizar de pie utilizando la silla como apoyo. En este caso, la pierna que se estira sería la que está en el suelo. Siéntate con ambos pies en el suelo y las piernas en un ángulo de 90 grados. Extiende la pierna izquierda hacia adelante y flexiona el pie izquierdo, manteniendo la pierna recta pero no bloqueada en la rodilla. Inclínate en las caderas manteniendo la espalda recta y flexiona hacia adelante hasta sentir un estiramiento en los isquiotibiales. Mantén la posición durante tres respiraciones antes de cambiar al otro lado. Extiende la pierna derecha hacia adelante y flexiona el pie derecho, manteniendo la pierna recta pero no bloqueada en la rodilla. Inclínate en las caderas manteniendo la espalda recta y flexiona hacia adelante hasta sentir un estiramiento en los isquiotibiales. Mantén la posición durante tres respiraciones y vuelve al centro.

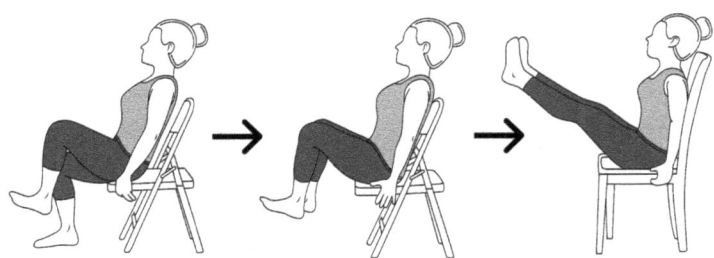

Barco Sentado (Abdominales, núcleo, flexores profundos de cadera). Comienza sentado en el centro de la silla con los pies apoyados en el suelo. Sujeta los lados de la silla para obtener apoyo. Inclínate ligeramente hacia atrás y levanta primero el pie izquierdo del suelo y luego el derecho, llevando las rodillas hacia el pecho. Mantén la posición durante varias respiraciones antes de bajar los pies al suelo. Repite cuatro veces, alternando la pierna que levantas primero cada vez. Después de varias sesiones (y para un ejercicio más desafiante), intenta extender ambas piernas y elevarlas hasta que tu cuerpo forme una "V".

EJERCICIOS DE FORTALECIMIENTO   45

Estocada (Estira el músculo psoas, ayuda a aliviar el dolor en las piernas, la ingle y la pelvis). Comienza de pie, frente al asiento de la silla, con ambos pies apoyados en el suelo. Agárrate a la parte trasera de la silla con ambas manos y coloca el pie izquierdo en el asiento de la silla. Empuja suavemente hacia adelante con la pierna derecha e inclínate hacia adelante mientras estiras la pierna izquierda. Intenta alinear la rodilla izquierda con el tobillo izquierdo y permite que las caderas se hundan ligeramente. Mantén la posición durante tres respiraciones. Cambia al lado derecho.

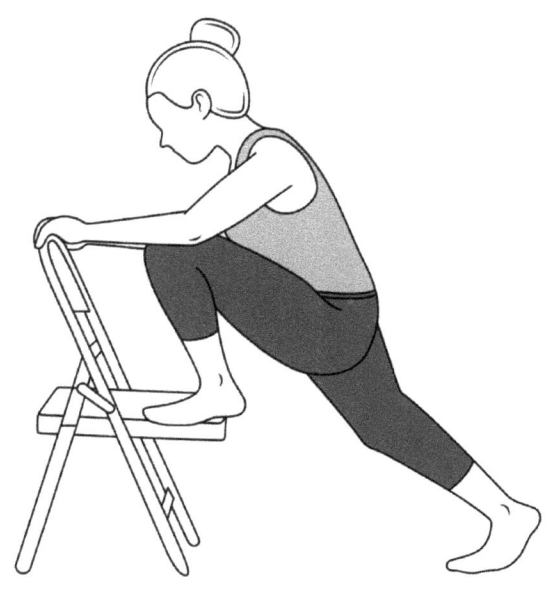

Árbol (Enfoque/Equilibrio. Piernas, núcleo, caderas, muslo interno e ingle). Ponte al lado de tu silla, agarrándote al respaldo con la mano derecha para obtener apoyo. Coloca el pie derecho plano en el suelo, levanta el pie izquierdo y colócalo contra el muslo interno o la pantorrilla de la pierna derecha, evitando la zona de la rodilla. Levanta el brazo derecho por encima de la cabeza y mantén la posición durante cinco respiraciones. Repite para el lado opuesto.

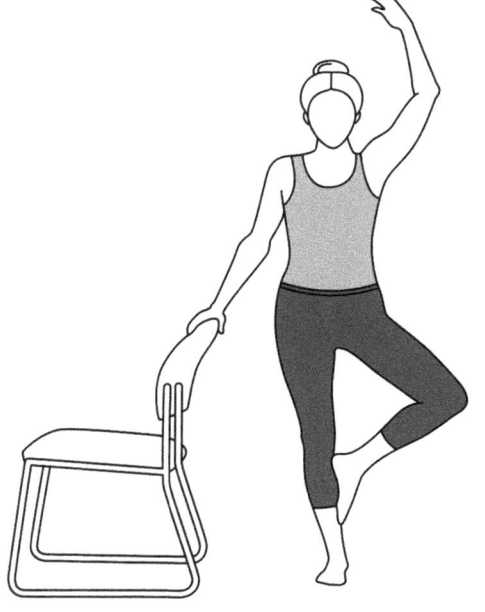

La fuerza desarrollada a través de esta secuencia de yoga en silla puede mejorar significativamente el bienestar general. Combinados con una dieta equilibrada rica en proteínas y otros nutrientes esenciales, estos ejercicios pueden ofrecer un enfoque holístico para manejar los cambios físicos que acompañan al envejecimiento. Es una forma efectiva de empoderamiento que ayuda a brindarte la libertad física necesaria para disfrutar de las diversas actividades de la vida.

12

Claves para el Equilibrio y la Coordinación

El equilibrio y la coordinación pueden representar desafíos significativos a medida que envejecemos. ¿Qué los causa y cómo puedes resolver el problema para mantener la independencia tanto como sea posible? Descubrámoslo. Un tercio de las personas mayores de 65 años, y más de la mitad de los mayores de 75 años, se caen cada año (Datos Básicos sobre Problemas de Equilibrio | Envejecimiento y Salud A-Z | Sociedad Estadounidense de Geriatría | HealthInAging.org, s.f.-b). Las caídas son una de las principales razones por las que tu familia podría pensar que ya no eres lo suficientemente independiente. Los cambios son inevitables, y aunque algunos pueden percibir estos cambios como limitaciones, no tienen por qué definir toda nuestra experiencia de vida. Hay una profunda resistencia en reconocer el cambio mientras te niegas firmemente a disminuir por él.

La pérdida de equilibrio puede hacer que renuncies a tus actividades favoritas y llevarte a depender de los demás. Al invertir en ejercicios que mejoran el equilibrio y la coordinación, puedes recuperar un cierto grado de independencia física. Los ejercicios en el próximo capítulo no son simplemente posiciones estáticas; requieren una interacción continua de grupos musculares que trabajan en armonía. Al practicar estas posturas, hay un beneficio dual: un aumento en la fuerza física y un ajuste fino de las habilidades motoras.

El equilibrio no es solo una cuestión de piernas fuertes o una estructura sólida. En cambio, es una coordinación de actividades que involucran múltiples sistemas en el cuerpo: el sistema visual para la orientación espacial, el oído interno para la detección del movimiento y el sistema somatosensorial para el tacto y la presión. Estos sistemas envían señales al cerebro, que luego instruyen a los músculos cómo moverse o ajustarse para mantener el equilibrio. Pero el envejecimiento no es el único factor. Los medicamentos a menudo recetados para problemas de salud relacionados con la edad también pueden afectar el equilibrio. Los efectos secundarios pueden incluir mareos, vértigo y coordinación deficiente. No se trata solo de estar de pie o caminar; un mal equilibrio afecta la calidad de vida, limita las actividades y fomenta el miedo a caer que puede resultar en un estilo de vida más sedentario. El equilibrio puede parecer una función localizada en las piernas y los pies, pero está conectado al bienestar general del cuerpo. Cualquier problema en el oído interno también puede provocar vértigo agudo. La audición contribuye al equilibrio más de lo que uno podría pensar. Los sonidos ayudan al cerebro a entender el entorno, proporcionando pistas sobre lo que está sucediendo en el entorno inmediato. La pérdida de audición relacionada con la edad puede privar al cerebro de estas señales sensoriales, haciendo que tareas como caminar sean más precarias.

Cómo el Yoga en Silla Puede Ayudar

Si tienes problemas de equilibrio, habla primero con tu médico. Después de identificar los factores que contribuyen, la estrategia para mejorar el equilibrio se vuelve multifacética. El yoga en silla sirve como aliado para mejorar la salud en general, lo que, en consecuencia, mejora el equilibrio. Un estudio de la Universidad Atlántica de Florida indica que el yoga en silla tiene un impacto notable en el equilibrio (Chalicha & Grebeniuk, 2023). Los movimientos controlados y conscientes del yoga en silla mejoran el tono muscular y la flexibilidad. Además, el énfasis en la respiración ayuda a las personas a tomar más conciencia de sus cuerpos, mejorando así la propiocepción, un término elegante para la capacidad del cuerpo para sentir su propia posición en el espacio.

Entonces, si estás listo para trabajar en tu equilibrio y coordinación, continúa con el próximo capítulo y comencemos.

13
Ejercicios Para el Equilibrio y la Coordinación

Esta secuencia está diseñada para fomentar el equilibrio y la coordinación, y ofrece un conjunto versátil de movimientos y patrones de respiración que se pueden incorporar a las rutinas diarias o realizar como una práctica completa por sí misma. Si alguna postura resulta demasiado desafiante o causa molestias, modifica el ejercicio o toma un momento para hacer una pausa. Primero, realicemos nuestros ejercicios de calentamiento. Consulta las ilustraciones abajo para estos rápidos ejercicios.

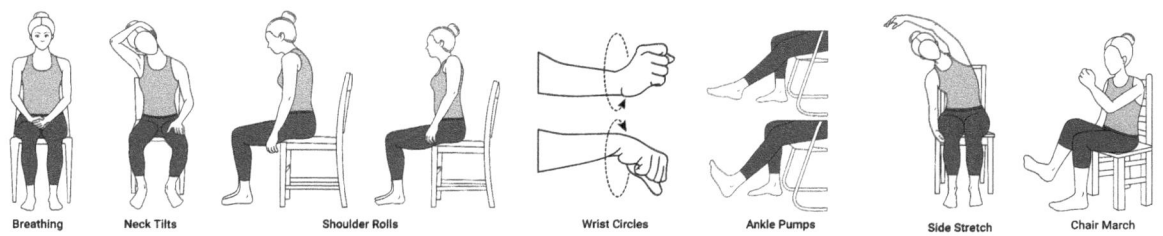

Inclinaciones de Cuello. Manteniendo la espalda recta, coloca tu mano izquierda en el lado derecho de tu cabeza y, al inhalar por la nariz, inclina suavemente la cabeza hacia tu hombro izquierdo. Sostén la postura mientras exhalas por la boca. Mantén durante dos respiraciones, vuelve al centro y cambia de lado. Repite una vez más en cada lado.

Rotación de Hombros. Hacia adelante cinco veces y luego hacia atrás cinco veces. Repite dos veces en cada dirección.

Círculos de Muñeca. Extiende tus brazos frente a ti con las palmas hacia abajo. Gira las muñecas en el sentido de las agujas del reloj cinco veces y luego en sentido contrario cinco veces. Repite dos veces en cada dirección.

Bombeo de Tobillo. Coloca los pies planos en el suelo y comienza levantando los talones manteniendo los dedos de los pies en el suelo. Baja los talones y luego levanta los dedos de los pies; baja los dedos y levanta los talones. Eso es uno. Haz esto 10 veces.

Estiramiento Lateral. Extiende los brazos por encima de la cabeza al inhalar por la nariz. Exhala e inclínate hacia el lado izquierdo para un estiramiento suave. Vuelve al centro al inhalar y luego inclínate hacia la derecha al exhalar. Siente el estiramiento en los lados e inclínate, pero sin exagerar. Repite tres veces para cada lado.

Marcha en la Silla. Este calentamiento se puede hacer de pie al lado de la silla si prefieres. Básicamente, es marchar en el lugar usando brazos y piernas para aumentar tu ritmo cardíaco. Izquierda-Derecha, Izquierda-Derecha, Izquierda-Derecha. Sigue este movimiento durante dos minutos a un ritmo moderado.

Fila Sentada. Comienza sentado hacia adelante o de pie al lado de tu silla. Entrelaza las manos y estíralas frente a ti hacia tu lado izquierdo. "Rema" tus manos de adelante hacia atrás a velocidad media como si estuvieras remando un bote. Haz esto cinco veces en cada lado.

Ahora, pasemos a la secuencia principal.

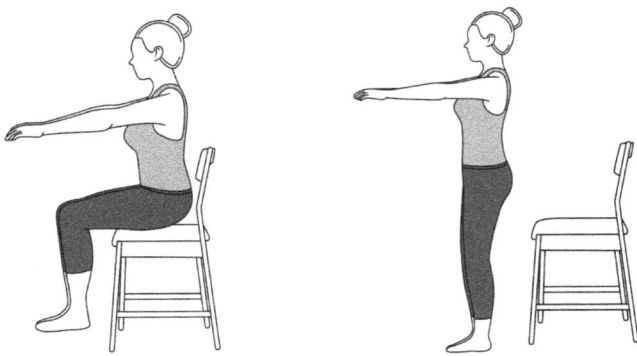

Levantarse y Sentarse (Muslos, parte inferior del cuerpo). Esta posición ayuda a fortalecer las piernas y mejora la coordinación durante las transiciones. También funciona como ejercicio cardiovascular si se realiza lo suficientemente largo y fuerte. Comienza sentándote en el borde frontal de una silla robusta, con los pies planos en el suelo y a una distancia aproximada del ancho de las caderas. Coloca las manos en la parte superior de tus muslos o en los apoyabrazos de la silla. Inclínate ligeramente hacia adelante y empuja con las manos mientras estiras las piernas para ponerte de pie. Invierte lentamente el movimiento para volver a sentarte. Repite de 5 a 10 veces en sucesión rápid.

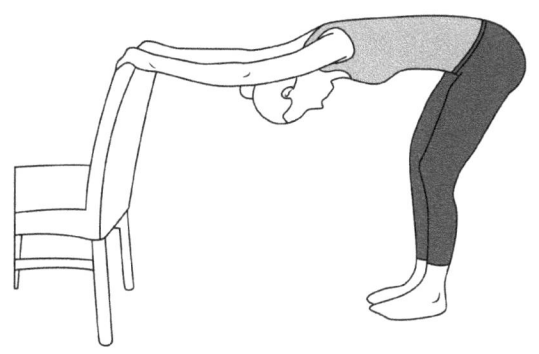

Perro Boca Abajo (Brazos, hombros, zona central y columna vertebral). Ponte frente al respaldo de tu silla a una distancia de un brazo. Extiende los dedos ampliamente y colócalos en el respaldo de la silla. Camina hacia atrás con los pies hasta que los brazos queden estirados, formando una V invertida con el cuerpo. Empuja las caderas hacia atrás y hacia arriba, manteniendo los pies planos en el suelo. Permanece en esta postura durante 3-5 respiraciones.

Respiración de Purificación (Energía, rejuvenecimiento). Siéntate cómodamente con la espalda recta y los pies apoyados en el suelo. Inhala profundamente y lentamente por la nariz, permitiendo que el pecho y el abdomen se expandan. Exhala de manera enérgica pero controlada por la boca, contrae el abdomen. Repite este patrón de respiración durante algunos ciclos.

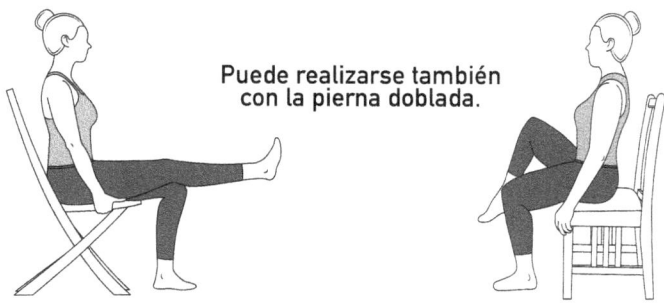

Puede realizarse también con la pierna doblada.

Elevación de Piernas (Abdominales, cuádriceps, flexores de cadera). Extiende la pierna derecha recta, manteniendo la rodilla extendida, y eleva la pierna hasta la altura de la cadera. Sostén la pierna en la posición elevada durante tres respiraciones y luego bájala de nuevo al suelo. Repite con la pierna izquierda. Para enfocarte en los flexores de cadera, mantén la pierna doblada durante el ejercicio.

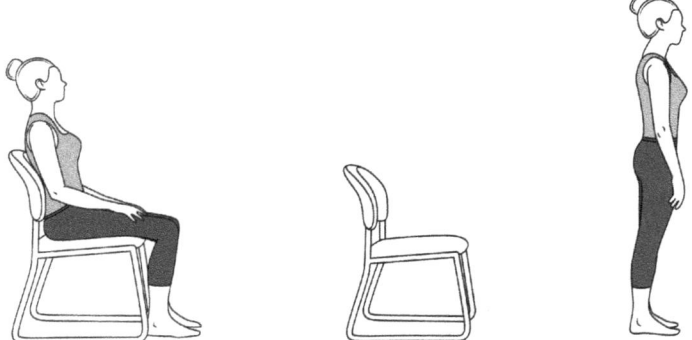

Postura de Conciencia de la Marcha (Caminar y Equilibrio). Esta postura crea conciencia en el proceso de caminar, mejorando la coordinación y el equilibrio. Básicamente, se trata de una caminata lenta, exagerada y con propósito. Comienza sentado con las manos en los muslos. Levántate justo delante de la silla. Con conciencia y lentitud, eleva la rodilla derecha hacia el pecho, luego lleva el pie derecho hacia adelante, colocándolo con el talón primero. Transfiere tu peso al pie derecho, levantando el pie izquierdo y avanzándolo de la misma manera. Continúa esta "caminata" lenta y deliberada durante varios pasos, luego gira y repite en la dirección opuesta.

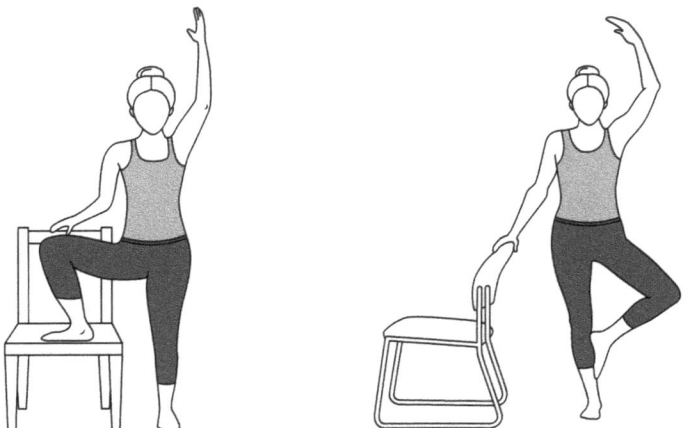

El Árbol (Enfoque/Equilibrio. Piernas, abdomen, caderas, muslos internos e ingle). Ponte al lado de tu silla, agarrándote al respaldo con tu mano derecha para obtener apoyo. Coloca tu pie derecho plano en el suelo y levanta la rodilla izquierda, llevándola hacia el asiento de la silla. (Variante Avanzada: Coloca la planta del pie elevado contra el muslo interno o la pantorrilla de la pierna que está de pie, evitando la zona de la rodilla). Eleva tu brazo derecho por encima de tu cabeza y mantén la posición durante cinco respiraciones. Repite para el lado opuesto.

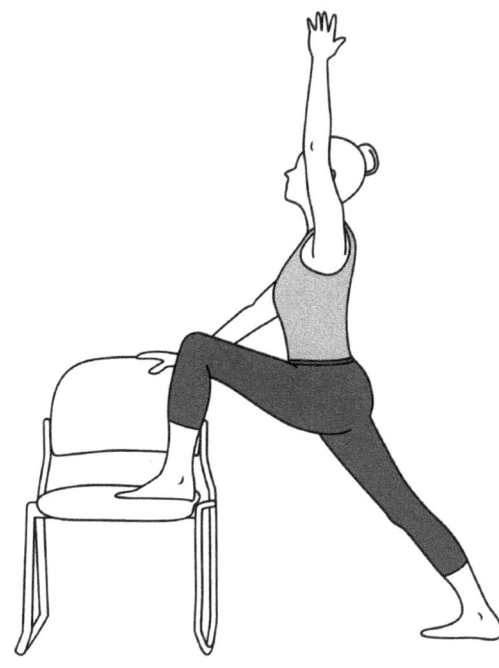

Pie al Asiento (Piernas, cadera, hombros, espalda). Colócate de lado a la silla, aproximadamente a dos pasos de distancia, y coloca tu mano derecha en el respaldo de la silla. Coloca tu pie izquierdo en el asiento. Extiende tu brazo izquierdo por encima de la cabeza, manteniendo la mano extendida con los dedos hacia afuera. Sostén esta posición durante tres respiraciones, sintiendo el estiramiento a lo largo del costado del cuerpo. Esta postura abre el costado del cuerpo y ayuda con el equilibrio. Repite en el lado opuesto. Agarra la silla con tu mano izquierda y coloca tu pie derecho en el asiento. Extiende tu brazo derecho por encima de la cabeza, manteniendo la mano extendida con los dedos hacia afuera.

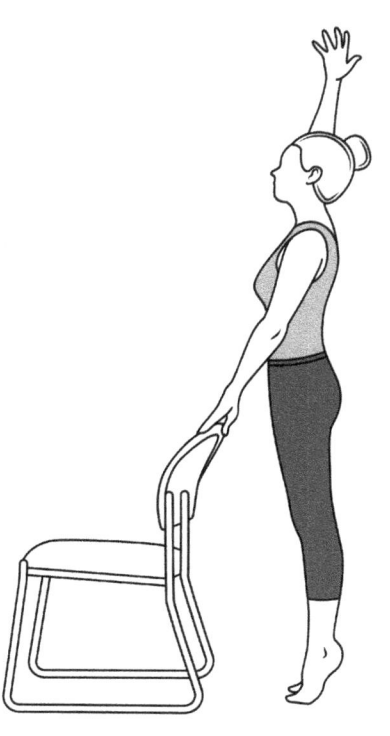

Palma de Árbol (Gemelos, piernas, rodillas, espalda y cuello). Ponte frente al respaldo de la silla, agarrándote al mismo con tu mano izquierda. Levántate sobre las puntas de los pies y extiende tu brazo derecho por encima de la cabeza, estirando el costado de tu cuerpo. Vuelve la mano a la silla y apoya los pies en el suelo. Repite con el brazo opuesto. Agárrate al respaldo con tu mano derecha. Levántate sobre las puntas de los pies y extiende tu brazo izquierdo por encima de la cabeza, estirando el costado de tu cuerpo. Sostén durante 3-4 segundos y luego vuelve a la posición normal.

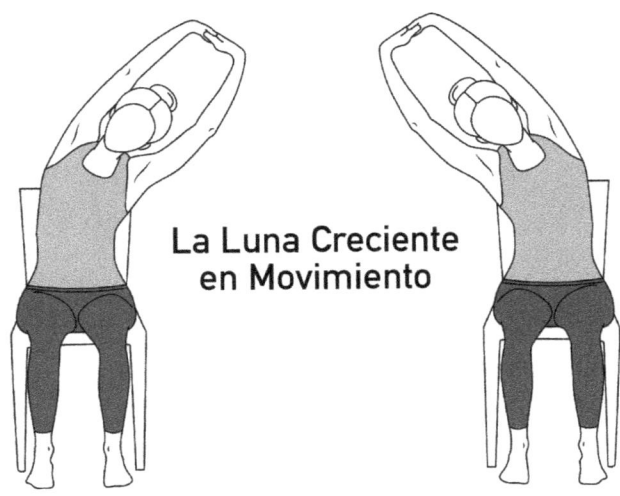

La Luna Creciente en Movimiento (Postura, núcleo y columna vertebral). Siéntate erguido en tu silla y estira ambos brazos por encima de la cabeza, con las manos entrelazadas. Inclina el cuerpo hacia la derecha y mantén la posición durante dos respiraciones. Inhala al regresar al centro, exhala. Inclina el cuerpo hacia la izquierda y mantén la posición durante dos respiraciones. Inhala al regresar al centro, exhala. Repite el estiramiento de izquierda a derecha cinco veces.

Si encuentras que algunas posturas son demasiado desafiantes, puedes modificar la postura según tu nivel. Tómate tu tiempo, concéntrate en las posturas y tu respiración. El Yoga en Silla no es una carrera; es una práctica individual que se centra en el crecimiento personal, la estabilidad y la calma interior. Comienza lentamente y avanza a medida que te vuelvas más fuerte y te sientas más cómodo con las posturas y el programa.

14

Triunfo Sobre el Dolor

Joseph Campbell dijo: "Encuentra un lugar dentro de ti donde haya alegría, y la alegría quemará el dolor". Aunque no sea una solución instantánea, hay algo de verdad en sus palabras. Borrar el dolor, o al menos reducir su agarre en la vida, no solo implica tratamiento médico o ejercicios físicos. Requiere un enfoque holístico donde el bienestar emocional desempeña un papel innegable. El secreto radica en convertir actividades que alivian el dolor físico en fuentes de alegría. Por ejemplo, el beneficio de estos ejercicios no es solo muscular; también se extiende al ámbito mental. Cuando se practican con atención plena y centrándose en las sensaciones corporales, estos estiramientos pueden convertirse en algo más que acciones físicas. Se transforman en herramientas para cultivar la felicidad interior.

A medida que el cuerpo se relaja, también lo hace el agarre de la preocupación, el estrés y la incomodidad emocional, permitiendo que florezca una sensación de alegría. No se trata solo de tratar síntomas; se trata de mejorar la calidad de vida. Con eso en mente, el enfoque en el próximo capítulo se centrará en el alivio del dolor. Mi esperanza es que estos ejercicios te ayuden en tu búsqueda para manejar el dolor cotidiano. Si alguna vez te has sentido atrapado en un ciclo de dolor interminable, el próximo capítulo podría ser el avance que has estado esperando.

Dolor y Envejecimiento

El dolor es un problema generalizado que se vuelve más común a medida que envejecemos. Según un estudio de 2021 de Statista, casi un tercio de todos los adultos en los Estados Unidos de 65 años o más sufren de dolor crónico a diario. Los principales contribuyentes a menudo incluyen condiciones que afectan los músculos y los huesos y problemas relacionados con los nervios. Este dolor crónico es una preocupación considerable que afecta la vida diaria y el bienestar mental. El tratamiento más común a menudo implica medicamentos, terapia física y cambios en el estilo de vida.

Lo que Causa el Dolor

Numerosos factores contribuyen al dolor crónico en los adultos mayores. El propio envejecimiento puede ser un elemento significativo a medida que el cuerpo experimenta un desgaste natural. Los culpables habituales incluyen Trastornos Musculoesqueléticos como la artritis y Trastornos Periféricos, que ocurren en las áreas externas del cuerpo, lejos del sistema nervioso central, afectando extremidades como manos y pies. Si el dolor crónico no se trata, hace más que causar molestias físicas. Con el tiempo, puede afectar significativamente nuestra calidad de vida. El dolor constante puede resultar en menos actividad física, contribuyendo a una espiral descendente de empeoramiento de la salud, incluida la pérdida de masa muscular y un mayor riesgo de caídas. Además, el dolor persistente a menudo conduce a un sueño deficiente, que a su vez afecta la salud mental. Gestionar el dolor crónico no se trata solo de aliviar el malestar inmediato; se trata de mantener una calidad de vida general. Los estiramientos en casa de bajo impacto pueden ayudar de manera efectiva a gestionar la intensidad y la duración del dolor. Una de las muchas complejidades para gestionar el dolor crónico, especialmente en los años mayores, es descubrir cómo hacerlo de manera efectiva minimizando el riesgo de lesiones o complicaciones adicionales. Hay un delicado equilibrio entre buscar orientación profesional y utilizar estrategias de autoayuda en casa. Este libro presenta enfoques integrales para gestionar el dolor, centrándose principalmente en ejercicios que puedes hacer en casa. El primer paso lógico es obtener una evaluación completa de tu médico que a menudo implica documentar la intensidad, frecuencia y naturaleza del dolor, junto con cualquier factor contribuyente, para asegurarse de que cualquier ejercicio o hábito diario no empeore tus problemas.

Ejercicio y Cambios en el Estilo de Vida

La actividad física y los ajustes en el estilo de vida a menudo sirven como la base de las estrategias de gestión del dolor en el hogar. Se fomenta el ejercicio porque no solo fortalece los músculos que podrían ayudar a reducir el dolor, sino que también aumenta las endorfinas, que son elevadores naturales del estado de ánimo. El Yoga en Silla combina posturas físicas, ejercicios de respiración y meditación para crear una experiencia de cuerpo completo, enfocándose no solo en el lugar del dolor sino también en equilibrar todo el cuerpo. Estos aspectos lo hacen particularmente efectivo para reducir el dolor y minimizar el riesgo de lesiones. Y mientras el yoga sirve como un enfoque activo para gestionar el dolor crónico, la nutrición proporciona una estrategia pasiva pero igualmente esencial. Algunos alimentos tienen propiedades que pueden empeorar o aliviar las condiciones de dolor crónico. Mientras el yoga calma el cuerpo físico, ciertos alimentos pueden ofrecer apoyo bioquímico para ampliar y amplificar los efectos beneficiosos del yoga. El capítulo cuatro tiene información más detallada sobre nutrición.

Escucha a tu cuerpo y evita llevarlo a un punto de incomodidad o dolor. Si encuentras que algunas posturas son desafiantes, siéntete libre de omitirlas. Ahora, pasemos a los ejercicios en el capítulo 15.

15

Ejercicios Para Aliviar el Dolor

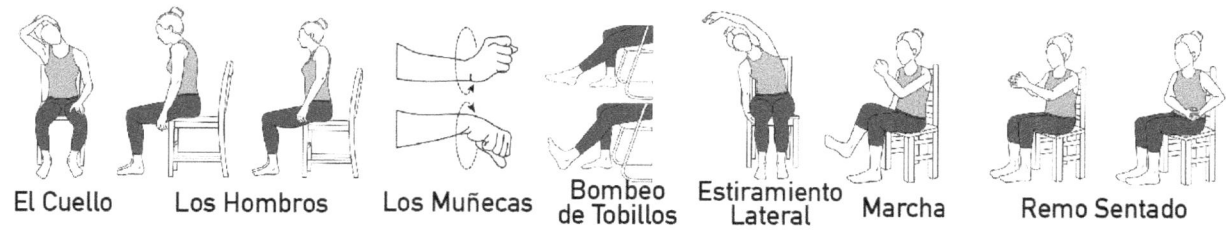

Esta secuencia especialmente diseñada se centra en posturas que son particularmente beneficiosas para aliviar el dolor. Primero, hagamos nuestros ejercicios de calentamiento. Consulta las ilustraciones a continuación para estos ejercicios rápidos.

Inclinaciones de Cuello. Manteniendo la espalda recta, coloca tu mano izquierda en el lado derecho de tu cabeza y, al inhalar por la nariz, inclina suavemente la cabeza hacia tu hombro izquierdo. Sostén la pose mientras exhalas por la boca. Mantén la posición durante dos respiraciones, vuelve al centro y cambia de lado. Repite en cada lado.

Rotaciones de Hombros. Hacia adelante cinco veces y luego hacia atrás cinco veces. Repite dos veces en cada dirección.

Círculos de Muñeca. Extiende los brazos hacia adelante con las palmas hacia abajo. Gira las muñecas en el sentido de las agujas del reloj cinco veces y luego en sentido contrario cinco veces. Repite dos veces en cada dirección.

Bombeo de Tobillo. Coloca los pies planos en el suelo y comienza a levantar los talones manteniendo los dedos de los pies en el suelo. Baja los talones y luego levanta los dedos de los pies; baja los dedos y levanta los talones. Eso es uno. Haz esto 10 veces.

Estiramiento Lateral. Extiende los brazos hacia arriba mientras inhalas por la nariz. Exhala e inclínate hacia el lado izquierdo para un estiramiento suave. Vuelve al centro mientras inhalas y luego inclínate hacia la derecha mientras exhalas. Siente el estiramiento en los lados e inclínate, pero no te sobreestires. Repite tres veces para cada lado.

Marcha en la Silla. Este calentamiento se puede hacer de pie al lado de la silla si prefieres. Básicamente, es marchar en el lugar usando los brazos y las piernas para aumentar la frecuencia cardíaca. Izquierda-Derecha, Izquierda-Derecha, Izquierda-Derecha. Mantén este movimiento durante dos minutos a un ritmo moderado.

Remo Sentado. Comienza sentándote hacia adelante en tu silla. Este calentamiento también se puede hacer de pie al lado de la silla si prefieres. Une las manos y estíralas frente a ti hacia tu lado izquierdo. "Tira" de tus manos de adelante hacia atrás a velocidad media como si estuvieras remando un bote. Haz esto cinco veces en cada lado.

Ahora, pasemos a la secuencia principal.

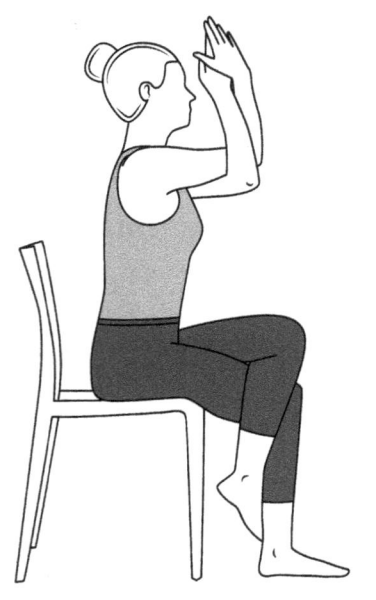

Águila Sentada (Espalda, cadera, dolor de hombros). Siéntate erguido, con los pies apoyados en el suelo. Junta las manos y acerca los codos entre sí. Gira tu brazo derecho alrededor del izquierdo, tocando tu palma derecha con la izquierda, manteniendo la espalda recta y los hombros relajados. Cruza tu pierna derecha sobre la izquierda. Mira hacia adelante o cierra los ojos. Inhala profundamente por la nariz, mantén durante tres segundos y exhala por la boca. Repite durante tres respiraciones. Cambia de lado: Junta las manos y acerca los codos entre sí. Gira tu brazo izquierdo alrededor del derecho con las palmas tocándose. Mantén la espalda recta

EJERCICIOS PARA ALIVIAR EL DOLOR   61

y los hombros relajados. Cruza tu pierna izquierda sobre la derecha. Mira hacia adelante e inhala profundamente por la nariz, manteniendo durante tres segundos. Exhala por la boca y repite tres veces. Desenróllate en la última exhalación. Versión alternativa: Piernas sin cruzar.

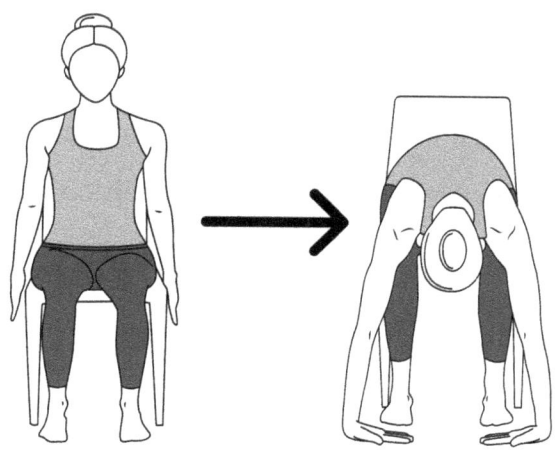

Flexión Hacia Adelante (Ciática, músculos de la pantorrilla, isquiotibiales, aductores internos del muslo). Siéntate erguido en una silla resistente, con los pies apoyados en el suelo. Toma una respiración profunda e inclínate en las caderas hacia adelante al exhalar. Estira tus manos hacia el suelo con las palmas hacia arriba, o deja que tus manos descansen en tus piernas. Permanece en una cómoda flexión hacia adelante durante 30 segundos a un minuto mientras respiras lentamente. Levántate lentamente de nuevo a la posición sentada.

Utiliza las ilustraciones debajo para los ejercicios en la siguiente página.

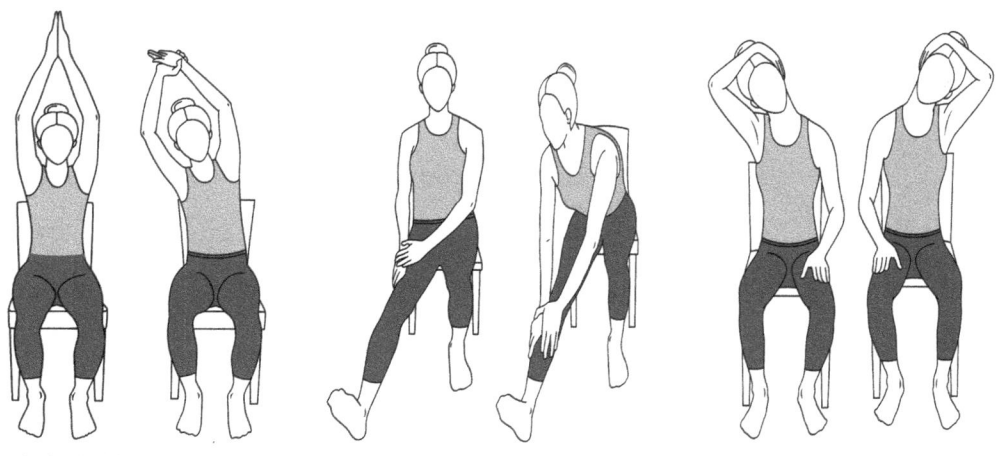

Saludo Hacia Arriba   Estiramiento de Pierna Individual   Inclinaciones del Cuello

Saludo Hacia Arriba (Caderas, espalda y hombros). Siéntate erguido con los pies apoyados en el suelo. Inhala y extiende los brazos hacia arriba, con las palmas enfrentadas. Mira hacia adelante o hacia arriba sin forzar el cuello. Mantén la posición durante tres a cinco respiraciones y luego baja los brazos al exhalar.

Estiramiento de Pierna Individual (isquiotibiales, glúteos y espalda). Siéntate cerca del borde de tu silla y extiende la pierna derecha hacia adelante. Inhala para prepararte. Al exhalar, inclínate en las caderas e inclínate hacia adelante para estirar los isquiotibiales de la pierna extendida. Mantén la posición durante tres a cinco respiraciones, luego cambia de lado.

Inclinaciones de Cuello. Manteniendo la espalda recta, coloca la mano izquierda en el lado derecho de tu cabeza y, al respirar por la nariz, inclina suavemente la cabeza hacia el hombro izquierdo. Sostén la postura mientras exhalas por la boca. Mantén durante dos respiraciones y vuelve al centro. Haz esto dos veces. Cambia al lado derecho. Coloca la mano derecha en el lado izquierdo de tu cabeza y, al inhalar por la nariz, inclina suavemente la cabeza hacia el hombro derecho y exhala. Mantén durante dos respiraciones. Repite para cada lado.

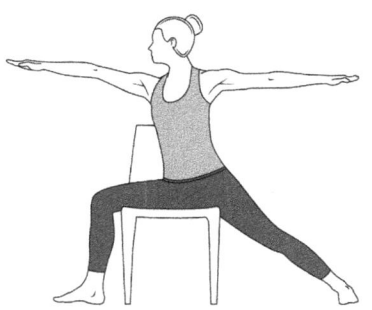

Guerrero II. Gira el torso para enfrentar el frente de la silla mientras extiendes los brazos hacia los lados, como un avión, con las palmas hacia abajo. Respira profundamente, inhalando y exhalando tres veces. Haz la transición al Guerrero Reverso.

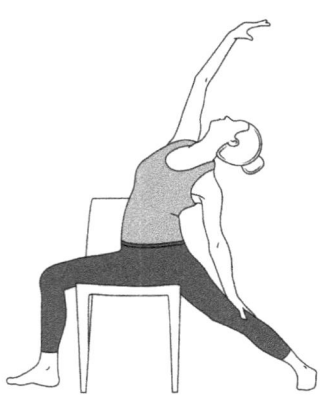

Guerrero Reverso. Mueve suavemente la mano izquierda hacia abajo, hacia el pie izquierdo, mientras levantas la mano derecha y la doblas ligeramente sobre tu cabeza, abriendo el pecho y el costado del cuerpo. Mantén esta postura, concentrándote en cuatro respiraciones profundas. Nota: Las posturas de "Guerrero" son asanas avanzadas que debes modificar según tu nivel específico.

EJERCICIOS PARA ALIVIAR EL DOLOR 63

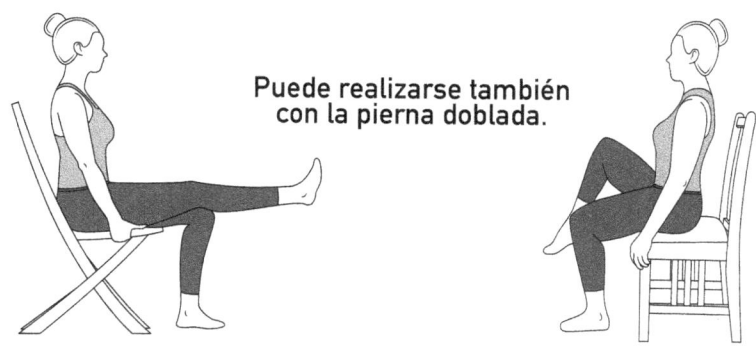

Puede realizarse también con la pierna doblada.

Elevación de piernas (dolor en el cuádriceps/rodilla). Siéntate firmemente en la silla con ambos pies apoyados en el suelo. Contrae el abdomen y levanta una pierna, manteniéndola lo más recta posible. Sostén durante un conteo de tres y luego bájala de nuevo. Alterna las piernas y apunta a realizar de 5 a 10 repeticiones en cada lado.

Estiramiento de Flexores de Cadera (dolor de cadera). Este estiramiento es especialmente beneficioso si pasas mucho tiempo sentado. Se dirige a los flexores de cadera, que pueden volverse tensos y acortados debido a estar sentado durante mucho tiempo. Comienza de pie frente a tu silla. Si tienes problemas de equilibrio, sujétate a una segunda silla para mantener la estabilidad. Mantén el pie izquierdo firmemente en el suelo mientras extiendes la pierna derecha y colocas el pie derecho en el asiento de la silla. Mantén la espalda recta mientras presionas suavemente las caderas hacia adelante, sintiendo el estiramiento a lo largo de la parte frontal de la pierna extendida. Respira profundamente y mantén la posición durante varias respiraciones. Ahora, cambia de lado. Coloca 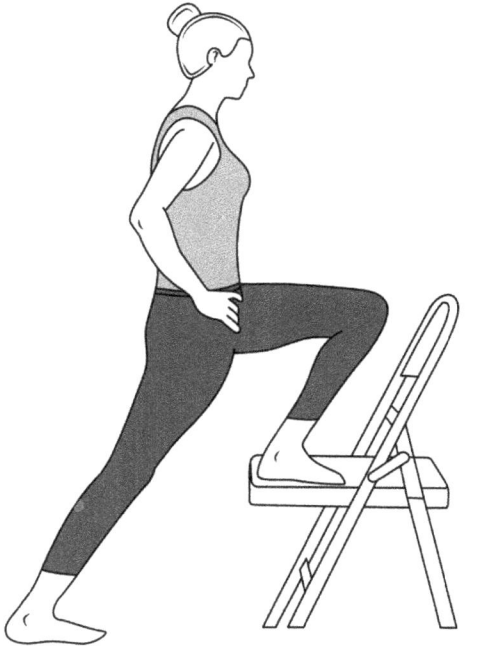 cuidadosamente el pie derecho en el suelo y coloca la pierna izquierda en el asiento de la silla. Mantén la espalda recta mientras presionas suavemente las caderas hacia adelante, sintiendo el estiramiento a lo largo de la parte frontal de la pierna extendida. Respira profundamente y mantén la posición durante varias respiraciones. Repite el ejercicio alternante de 3 a 4 veces.

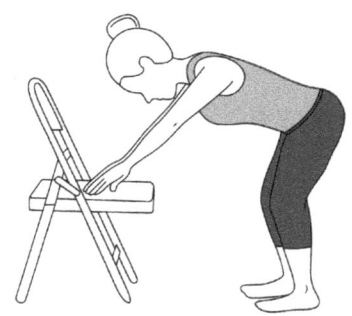

El Perro Boca Abajo (espalda, isquiotibiales y hombros). Coloca tus manos en el asiento de la silla o en el borde superior del respaldo. Empuja la silla hacia atrás mientras te inclinas hacia adelante, extendiendo los brazos y dejando caer la cabeza entre ellos. Tu espalda debería formar una línea recta desde el coxis hasta la cabeza. Mantén la posición durante tres o cuatro respiraciones, sintiendo el estiramiento a lo largo de tu columna vertebral, hombros e isquiotibiales.

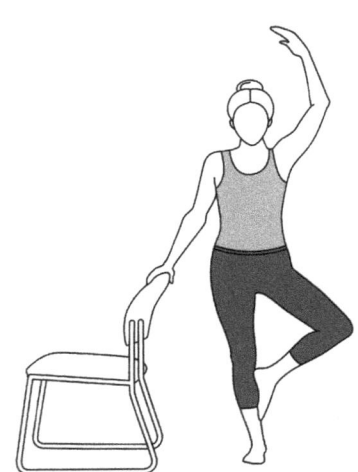

El Árbol (dolor en la cadera, parte interna del muslo e ingle). Párate al lado del respaldo de la silla con la mano derecha en el respaldo. Levanta el pie izquierdo y coloca la planta en la parte interna del muslo derecho o en la pantorrilla, asegurándote de evitar colocarla en la articulación de la rodilla. Levanta el brazo izquierdo en forma de media luna. Mantén la posición durante varias respiraciones y luego cambia de lado. Repite dos veces.

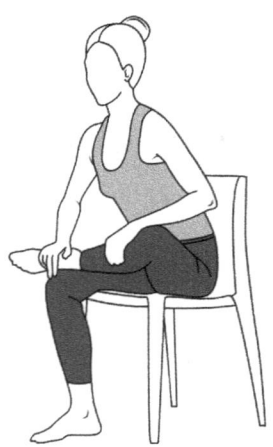

Postura de la Paloma (mejora la movilidad general, ayuda con el dolor lumbar, estira los glúteos y la parte externa de las caderas). Siéntate derecho con ambos pies apoyados en el suelo. Levanta el tobillo izquierdo y colócalo sobre el muslo derecho, creando una forma similar a un cuatro. Apunta la rodilla izquierda hacia afuera tanto como sea posible. Si te sientes cómodo, puedes presionar suavemente la rodilla izquierda para obtener un estiramiento más profundo. Para un estiramiento aún más profundo, inclínate en las caderas y ligeramente hacia adelante, manteniendo la espalda recta. Mantén la posición durante varias respiraciones. Repite al otro lado.

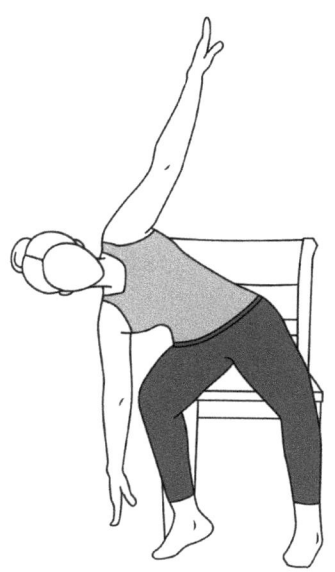

El Triángulo (músculos del torso, oblicuos e intercostales). Comienza sentándote erguido en el borde de tu silla. Separa las piernas al ancho de los hombros. Extiende los brazos hacia los lados, con las palmas hacia abajo como un avión. Inclínate hacia la cintura y gira hacia la derecha, intentando llevar tu mano derecha hacia tu tobillo derecho mientras tu brazo izquierdo apunta hacia arriba. Trata de mirar hacia arriba, o si eso tensa el cuello, mira hacia adelante. Respira profundamente y mantén la posición durante varias respiraciones antes de pasar al otro lado. Repite dos veces en ambos lados.

Estamos cerca del plan de éxito de 30 días. Pero primero, un capítulo adicional sobre ejercicios para perder peso.

Customer reviews

☆☆☆☆☆

Review this product

Share your thoughts with other customers

Write a customer review

Si has encontrado útil este libro, por favor, recomiéndalo a otros y deja una reseña útil en Amazon aquí: https://amzn.to/48YSVGU

Por favor, ¡deja una reseña en Amazon!

16
Ejercicios Para Perder Peso

Aunque la pérdida de peso debería ocurrir naturalmente al vigilar lo que comes y seguir regularmente todas las rutinas de este libro, también hemos seleccionado algunos ejercicios aquí para aumentar tu ritmo cardíaco y poner tu cuerpo en movimiento. Consulta a tu médico antes de comenzar estos entrenamientos. Cuando se utilizan como parte de un programa general de yoga en silla y se combinan con una concentración en la dieta, estos ejercicios pueden ayudar a iniciar tu viaje de pérdida de peso y mejorar tu salud cardiovascular. Comencemos con algunos estiramientos.

Flexiones hacia Adelante de Pierna. Siéntate derecho con los pies apoyados en el suelo. Inhala y extiende una pierna recta frente a ti, manteniendo el otro pie plano en el suelo. Al exhalar, 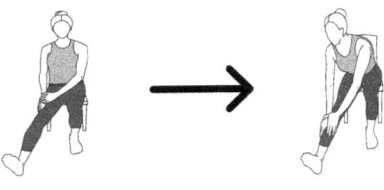 inclínate hacia adelante hacia la pierna extendida, procurando tocar tus dedos del pie. Mantén la posición durante tres a cinco respiraciones y luego repite con la pierna opuesta.

Postura del Héroe. Deslízate hacia el borde del asiento y extiende la pierna izquierda hacia atrás, manteniendo la rodilla flexionada. Asegúrate de que la rodilla flexionada apunte hacia abajo y que el pie esté plano contra el lateral de la silla. Mantén esta posición durante tres a cinco respiraciones, inhalando profundamente cada vez. Vuelve a una posición neutral y repite con la pierna opuesta.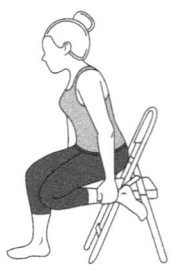

EJERCICIOS PARA PERDER PESO 67

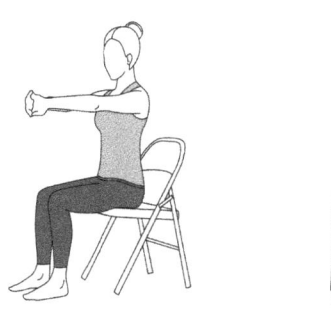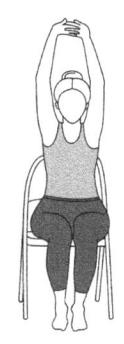

Montaña Sentada (Postura, columna vertebral, núcleo). Siéntate derecho con los pies apoyados en el suelo. Inhala mientras estiras los brazos, entrelazas los dedos y giras las palmas hacia afuera. Levanta las manos sobre la cabeza con las palmas hacia el techo, intentando alinear la cabeza, el tronco y las manos. Repite 5 veces.

Ahora pasemos a los ejercicios principales.

Marcha en Silla. Este calentamiento también se puede hacer de pie al lado de la silla si lo prefieres. Básicamente, consiste en marchar en el lugar utilizando tus brazos y piernas para aumentar la frecuencia cardíaca. Izquierda-Derecha, Izquierda-Derecha, Izquierda-Derecha. Mantén este movimiento durante 1-2 minutos a un ritmo moderado.

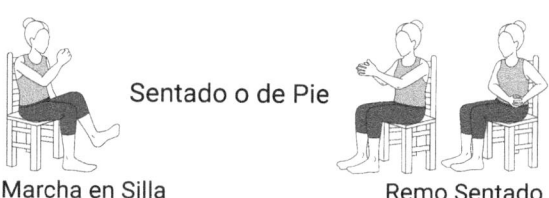

Sentado o de Pie

Marcha en Silla   Remo Sentado

Remo Sentado. Este ejercicio también se puede hacer de pie. Comienza sentándote hacia adelante en tu silla. Une las manos y estíralas frente a ti hacia tu lado izquierdo. Tira tus manos de adelante hacia atrás a velocidad media como si estuvieras remando un bote. Haz esto cinco veces para cada lado y mantén este movimiento durante 1-2 minutos a un ritmo moderado.

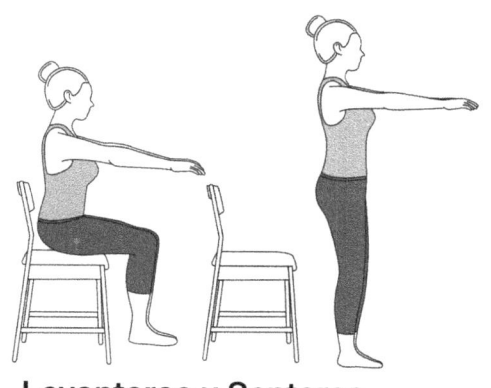

Levantarse y Sentarse

Levantarse y Sentarse (Muslos, parte inferior del cuerpo). Comienza sentándote en el borde frontal de la silla. Inclínate ligeramente hacia adelante y empuja con las manos mientras estiras las piernas para ponerte de pie. Invierte lentamente el movimiento para volver a sentarte. Repite 10 veces en sucesión rápida.

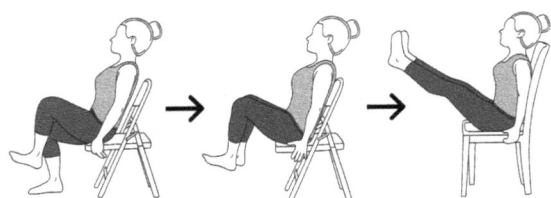

Bote Sentado (Abdominales, núcleo, flexores profundos de cadera). Comienza sentado en el centro de la silla con los pies apoyados en el suelo. Sujeta los lados de la silla para obtener apoyo. Inclínate ligeramente hacia atrás y levanta primero el pie izquierdo del suelo y luego el derecho, llevando las rodillas hacia el pecho. Mantén la posición durante varias respiraciones antes de bajar los pies al suelo. Repite cuatro veces, alternando la pierna que levantas primero cada vez. Después de varias sesiones (y para un ejercicio más desafiante), intenta extender ambas piernas y elevarlas hasta que tu cuerpo forme una "V".

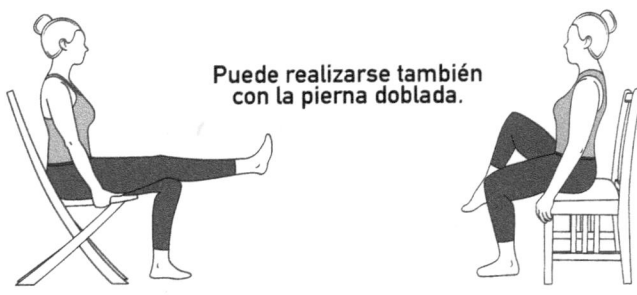

Puede realizarse también con la pierna doblada.

Elevación de Piernas (Abdominales, cuádriceps, abdomen, flexores de cadera). Extiende la pierna derecha recta, manteniendo la rodilla extendida, y eleva la pierna hasta la altura de la cadera. Inmediatamente bájala de nuevo al suelo y repite con la pierna izquierda. Continúa este movimiento, alternando entre piernas durante 10 repeticiones para cada pierna.

Águila Sentada (Espalda, cadera, dolor de hombros). Siéntate erguido, con los pies apoyados en el suelo. Junta las manos y acerca los codos entre sí. Gira tu brazo derecho alrededor del izquierdo, tocando tu palma derecha con la izquierda, manteniendo la espalda recta y los hombros relajados. Cruza tu pierna derecha sobre la izquierda. Mira hacia adelante o cierra los ojos. Inhala profundamente por la nariz, mantén durante tres segundos y exhala por la

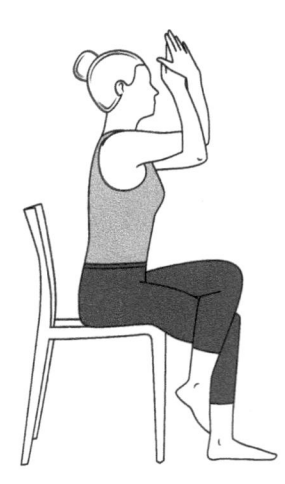

boca. Repite durante tres respiraciones y después, cambia de lado.

Versión alternativa: Piernas sin cruzar.

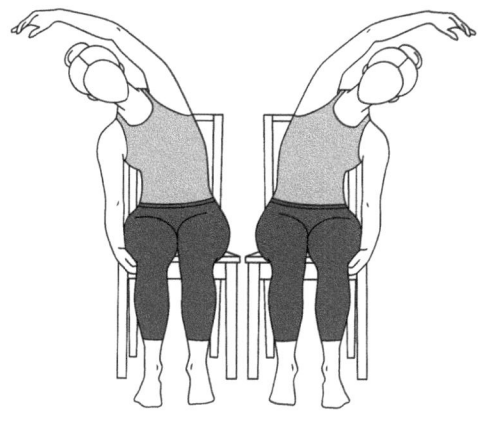

Estiramiento Lateral. Extiende los brazos por encima de la cabeza mientras inhalas por la nariz. Exhala e inclínate hacia el lado izquierdo para un estiramiento suave. Regresa al centro mientras inhalas y luego inclínate hacia la derecha mientras exhalas. Siente el estiramiento en tus costados e inclínate hacia él, pero no te excedas. Haz esto cinco veces para cada lado.

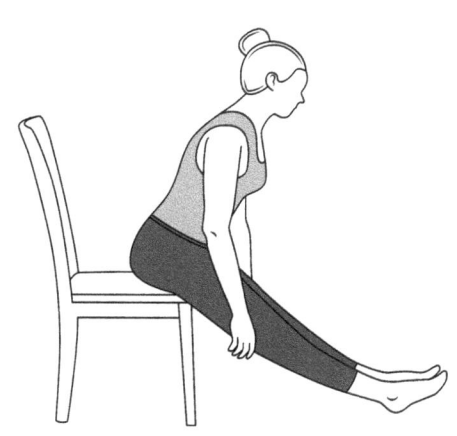

Pulso de Pica (abdominales, oblicuos, parte baja de la espalda). Siéntate en el borde de la silla y extiende ambas piernas hacia adelante. Coloca las manos en los apoyabrazos o en los lados de la silla para mayor soporte, o manténlas a los costados. Contra los abdominales y eleva las piernas hacia arriba, levantándolas ligeramente del suelo y luego bajándolas. Realiza 10 elevaciones y mantén activado tu abdomen durante todo el ejercicio.

Apunta a ser alguien que pueda bailar, saltar y vivir con un sentido de libertad y alegría. Mientras que el plan de 30 días que sigue está estructurado para resolver desafíos físicos específicos, una de sus ofertas más significativas podría ser el regalo menos tangible pero crucial del bienestar emocional. Entonces, esto no es simplemente el final de un capítulo, sino un nuevo comienzo. Es una invitación abierta no solo para mitigar el dolor, fortalecerte y ser más móvil, sino también para cultivar una vida donde la alegría tenga las riendas. Así que, vamos a comenzar hacia un yo más fuerte, más flexible y más alegre.

17

Plan Para el Éxito en 30 Días

"El mejor momento para plantar un árbol fue hace 20 años. El segundo mejor momento es ahora."

Proverbio Chino

Ahora es el momento de ponerlo todo junto en nuestro Plan Para el Éxito en 30 Días. Cada una de las siguientes secuencias está diseñada para tomar unos diez a quince minutos, lo que permite una fácil integración en un día ocupado. Mientras realizas las rutinas, no te preocupes demasiado por hacerlas perfectas. La idea es progresar constantemente, prestando atención a cómo se siente tu cuerpo y haciendo ajustes según sea necesario. Cuando comiences, es posible que no puedas realizar las poses tal como se muestran en las ilustraciones; eso está bien. El objetivo es ser constante; doblarte y moverte sin hacerte daño. Estira lentamente y nunca hasta el punto del dolor.

Día 1 Calentamiento: Utiliza las ilustraciones abajo para guiarte a través de nuestros ejercicios estándar de calentamiento en la siguiente página.

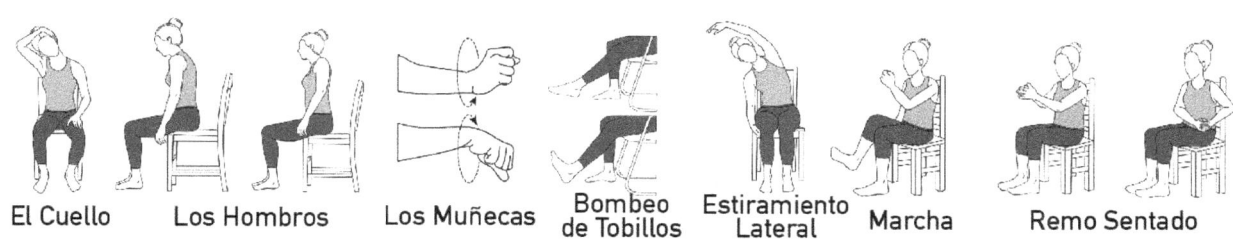

Inclinaciones de Cuello. Manteniendo la espalda recta, coloca tu mano izquierda en el lado derecho de tu cabeza y, al inhalar por la nariz, inclina suavemente la cabeza hacia tu hombro izquierdo. Sostén la pose mientras exhalas por la boca. Mantén la posición durante dos respiraciones, vuelve al centro y cambia de lado. Repite una vez más en cada lado.

Rotaciones de Hombros. Hacia adelante cinco veces y luego hacia atrás cinco veces. Repite tres o cuatro veces en cada dirección.

Círculos de Muñeca. Extiende los brazos hacia adelante con las palmas hacia abajo. Gira las muñecas en el sentido de las agujas del reloj cinco veces y luego en sentido contrario cinco veces. Repite dos veces en cada dirección.

Bombeo de Tobillo. Coloca los pies planos en el suelo y comienza a levantar los talones manteniendo los dedos de los pies en el suelo. Baja los talones y luego levanta los dedos de los pies; baja los dedos y levanta los talones. Eso es uno. Haz esto 10 veces.

Estiramiento Lateral. Extiende los brazos hacia arriba mientras inhalas por la nariz. Exhala e inclínate hacia el lado izquierdo para un estiramiento suave. Vuelve al centro mientras inhalas y luego inclínate hacia la derecha mientras exhalas. Siente el estiramiento en los lados e inclínate, pero no te sobreestires. Repite tres veces para cada lado.

Marcha en la Silla. Este calentamiento se puede hacer de pie al lado de la silla si prefieres. Básicamente, es marchar en el lugar usando los brazos y las piernas para aumentar la frecuencia cardíaca. Izquierda-Derecha, Izquierda-Derecha, Izquierda-Derecha. Mantén este movimiento durante dos minutos a un ritmo moderado.

Remo Sentado. Comienza sentándote hacia adelante en tu silla. Este calentamiento también se puede hacer de pie al lado de la silla si prefieres. Une las manos y estíralas frente a ti hacia tu lado izquierdo. "Tira" de tus manos de adelante hacia atrás a velocidad media como si estuvieras remando un bote. Haz esto cinco veces en cada lado.

Día 1 - Secuencia Principal. Consulta las ilustraciones abajo para la secuencia principal.

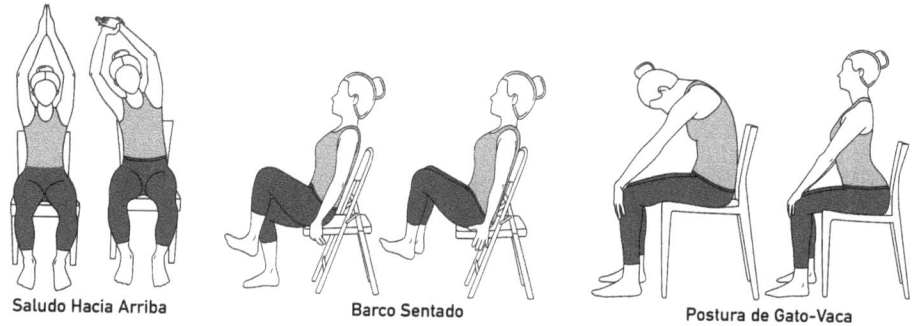

Saludo Hacia Arriba   Barco Sentado   Postura de Gato-Vaca

Respiración Abdominal (Control de la Respiración). Siéntate cómodamente con la espalda recta. Coloca una mano en el pecho y la otra en el vientre. Respira profundamente por la nariz, permitiendo que tu vientre se expanda mientras mantienes el pecho quieto. Mantén brevemente y luego exhala lentamente por la boca, metiendo el vientre hacia adentro. Continúa durante diez respiraciones, prestando atención específica al ascenso y descenso del vientre.

Saludo Hacia Arriba (Caderas, espalda y hombros). Siéntate erguido con los pies apoyados en el suelo. Inhala y extiende los brazos por encima de la cabeza, con las palmas enfrentadas. Mira hacia adelante o hacia arriba sin forzar el cuello. Mantén la posición durante tres a cinco respiraciones y luego baja los brazos al exhalar.

Postura de Barco Sentado (Abdominales, flexores profundos de cadera). Comienza sentándote en el centro de la silla con los pies apoyados en el suelo. Agárrate a los lados de la silla para obtener apoyo. Inclínate ligeramente hacia atrás y levanta primero el pie izquierdo del suelo y luego el derecho, acercando las rodillas al pecho. Mantén la posición durante varias respiraciones antes de bajar los pies al suelo. Repite cuatro veces, alternando la pierna que levantas primero cada vez.

Postura de Gato-Vaca (Equilibrio, postura, flexibilidad). Permanece sentado con la espalda recta y ambos pies apoyados. Coloca las manos en las rodillas. Al inhalar, arquea la espalda y mira hacia arriba, estirando la parte frontal del cuello. Al exhalar, redondea la espalda, mete el mentón y estira la parte posterior del cuello. Continúa durante 10 ciclos, alineando tu movimiento con tus respiraciones.

Savasana en Silla (Relajación y Respiración). Cierra los ojos y coloca las manos en el regazo. Respira de manera natural mientras dejas que tu cuerpo se relaje, comenzando desde la cabeza hasta el cuello, bajando por los brazos y el torso, a través de las piernas y hasta los dedos de los pies. Permanece en esta posición relajada durante aproximadamente tres minutos mientras respiras.

Esto marca el final del primer día de ejercicios.

Día 2 Calentamientos: Utiliza las ilustraciones abajo para guiarte a través de nuestros ejercicios estándar de calentamiento.

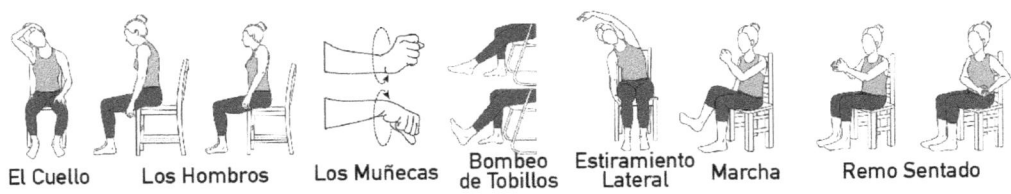

El Cuello   Los Hombros   Los Muñecas   Bombeo de Tobillos   Estiramiento Lateral   Marcha   Remo Sentado

Respiración Sentada. Comienza sentándote derecho en la silla. Cierra los ojos y realiza respiraciones profundas, inhalando por la nariz y exhalando por la boca. Hazlo durante un minuto. El enfoque está en tu respiración, ayudando a calmar la mente.

Inclinaciones de Cuello. Manteniendo la espalda recta, coloca tu mano izquierda en el lado derecho de tu cabeza y, al inhalar por la nariz, inclina suavemente la cabeza hacia tu hombro izquierdo. Sostén la pose mientras exhalas por la boca. Mantén la posición durante dos respiraciones, vuelve al centro y cambia de lado. Repite una vez más en cada lado.

Rotaciones de Hombros. Hacia adelante cinco veces y luego hacia atrás cinco veces. Repite dos veces en cada dirección.

Círculos de Muñeca. Extiende los brazos hacia adelante con las palmas hacia abajo. Gira las muñecas en el sentido de las agujas del reloj cinco veces y luego en sentido contrario cinco veces. Repite dos veces en cada dirección.

Bombeo de Tobillo. Coloca los pies planos en el suelo y comienza a levantar los talones manteniendo los dedos de los pies en el suelo. Baja los talones y luego levanta los dedos; baja los dedos y levanta los talones. Eso es uno. Haz esto 10 veces.

Estiramiento Lateral. Extiende los brazos hacia arriba mientras inhalas por la nariz. Exhala e inclínate hacia el lado izquierdo para un estiramiento suave. Vuelve al centro mientras inhalas y luego inclínate hacia la derecha mientras exhalas. Siente el estiramiento en los lados e inclínate, pero no te sobreestires. Repite tres veces para cada lado.

Marcha en la Silla. Este calentamiento se puede hacer de pie al lado de la silla si prefieres. Básicamente, es marchar en el lugar usando los brazos y las piernas para aumentar la frecuencia cardíaca. Izquierda-Derecha, Izquierda-Derecha, Izquierda-Derecha. Mantén este movimiento durante dos minutos a un ritmo moderado.

Remo Sentado. Comienza sentándote hacia adelante en tu silla. Este calentamiento también se puede hacer de pie al lado de la silla si prefieres. Une las manos y estíralas frente a ti hacia tu lado izquierdo. Tira de tus manos de adelante hacia atrás a velocidad media como si estuvieras remando un bote. Haz esto cinco veces en cada lado.

Día 2 Secuencia Principal. Consulta las ilustraciones abajo para los ejercicios principales.

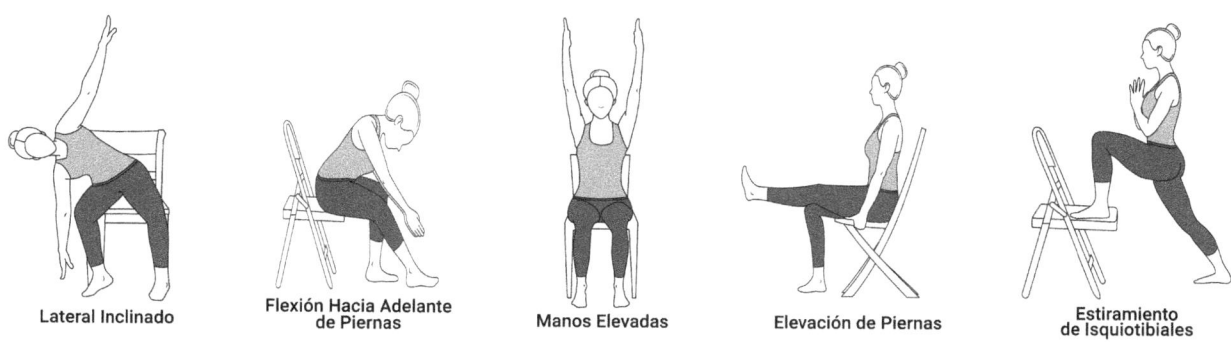

Lateral Inclinado | Flexión Hacia Adelante de Piernas | Manos Elevadas | Elevación de Piernas | Estiramiento de Isquiotibiales

Lateral Inclinado (Postura, hombros, parte superior de la espalda, pecho, cuello). Estira ambos brazos hacia los lados, como un avión. Inclínate de manera que tu brazo izquierdo apunte hacia el techo y tu brazo derecho hacia el suelo, estirando el lado izquierdo del cuerpo. Mantén esta posición durante tres respiraciones, vuelve al centro y repite en el otro lado para un total de 3 series.

Flexión hacia Adelante de Piernas (Fuerza central y equilibrio, zona lumbar, isquiotibiales). Siéntate en el borde de la silla con los pies apoyados en el suelo. Inhala, extiende tu pierna derecha hacia afuera, con el talón tocando el suelo y los dedos apuntando hacia arriba. Exhala mientras te inclinas hacia adelante desde las caderas. Mantén durante tres respiraciones y repite con la otra pierna.

Postura de Manos Elevadas (Brazos, hombros, parte superior de la espalda y pecho). Inhala lentamente mientras levantas los brazos por encima de la cabeza, alineándolos con tus oídos y alcanzando lo más alto posible. Mantén los hombros relajados, no encorvados. Sostén brevemente antes de exhalar al bajar los brazos. Repite 10 veces.

Elevación de Piernas (Cuádriceps/abdominales). Agarrando el lateral de tu silla para mayor seguridad, inhala lentamente y levanta la pierna izquierda, manteniéndola lo más recta posible. Sostén durante cinco cuentas y bájala mientras exhalas. Repite tres veces y luego cambia de piernas. Este ejercicio también se puede realizar con la pierna doblada para hacer hincapié en los flexores de cadera.

Estiramiento de Isquiotibiales de Pie (Zona lumbar e isquiotibiales). De pie frente a la silla, extiende tu pierna derecha hacia adelante, colocándola en el asiento mientras mantienes la pierna izquierda en el suelo. Inclínate hacia adelante desde las caderas manteniendo la espalda recta hasta que sientas un estiramiento en el isquiotibial izquierdo. Si es necesario, sujeta el respaldo de la silla para obtener apoyo. Estira durante tres respiraciones antes de cambiar al otro lado.

Esto marca el final del segundo día de ejercicios.

Día 3: Descanso y Respiración.

Respiración Abdominal. Siéntate cómodamente con la espalda recta. Coloca una mano en tu pecho y la otra en tu vientre. Respira profundamente por la nariz, permitiendo que tu vientre se expanda mientras mantienes el pecho quieto. Mantén por un momento y luego exhala lentamente por la boca, llevando el vientre hacia adentro. Continúa durante unos minutos, prestando atención específica al ascenso y descenso del vientre.

Respiración Sonora del Océano. Siéntate erguido en tu silla, con los hombros relajados, e inhala lentamente por la nariz. Exhala por la nariz mientras contraes ligeramente la parte posterior de la garganta, produciendo un sonido suave como si estuvieras empañando un cristal o un espejo. El objetivo es hacer este sonido suave tanto en la inhalación como en la exhalación. Repite 10 veces.

Respiración Cuadrada. Inhala por la nariz, contando lentamente hasta cuatro. Sostén la respiración durante cuatro cuentas. Exhala por la boca durante cuatro cuentas. Sostén la respiración fuera durante otra cuenta de cuatro. Completa de 5 a 10 ciclos.

Respiración del Océano. Siéntate cómodamente con la espalda recta pero no rígida. Inhala profundamente por la nariz. Mantén la boca y los labios cerrados y contrae la parte posterior de la garganta. Exhala por la boca, creando un sonido similar a susurrar. Repite de 5 a 10 veces.

Respiración Zumbante (Calma, Alivio del Estrés). Cierra los ojos y toma una respiración lenta y profunda por la nariz. Exhala lentamente por la boca mientras produces un zumbido. Repite de 5 a 10 veces.

Esto marca el final del tercer día de ejercicios.

Día 4 - Calentamiento: Utiliza las ilustraciones abajo para guiarte a través de nuestra secuencia de calentamiento habitual.

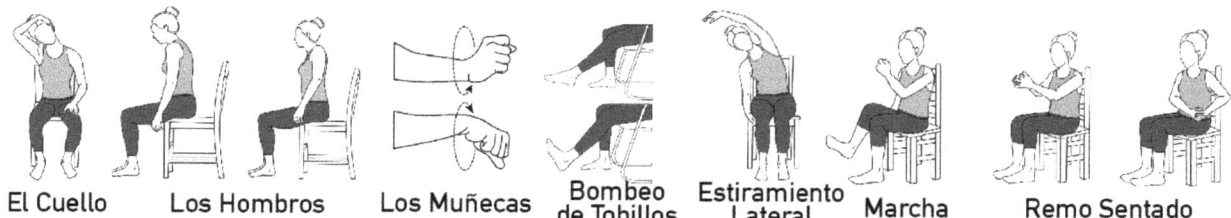

Inclinaciones de Cuello. Manteniendo la espalda recta, coloca tu mano izquierda en el lado derecho de tu cabeza y, al inhalar por la nariz, inclina suavemente la cabeza hacia tu hombro izquierdo. Sostén la pose mientras exhalas por la boca. Mantén la posición durante dos respiraciones, vuelve al centro y cambia de lado. Repite una vez más en cada lado.

Rotaciones de Hombros. Hacia adelante cinco veces y luego hacia atrás cinco veces. Repite dos veces en cada dirección.

Círculos de Muñeca. Extiende los brazos hacia adelante con las palmas hacia abajo. Gira las muñecas en el sentido de las agujas del reloj cinco veces y luego en sentido contrario cinco veces. Repite dos veces en cada dirección.

Bombeo de Tobillo. Coloca los pies planos en el suelo y comienza a levantar los talones manteniendo los dedos de los pies en el suelo. Baja los talones y luego levanta los dedos de los pies; baja los dedos de los pies y levanta los talones. Eso es uno. Haz esto 10 veces.

Estiramiento Lateral. Extiende los brazos hacia arriba mientras inhalas por la nariz. Exhala e inclínate hacia el lado izquierdo para un estiramiento suave. Vuelve al centro mientras inhalas y luego inclínate hacia la derecha mientras exhalas. Siente el estiramiento en los lados e inclínate, pero no te sobreestires. Repite tres veces para cada lado.

Marcha en Silla. Este calentamiento se puede hacer de pie al lado de la silla si prefieres. Básicamente, es marchar en el lugar usando los brazos y las piernas para aumentar la frecuencia cardíaca. Izquierda-Derecha, Izquierda-Derecha, Izquierda-Derecha. Mantén este movimiento durante dos minutos a un ritmo moderado.

Remo Sentado. Comienza sentándote hacia adelante en tu silla. Este calentamiento también se puede hacer de pie al lado de la silla si prefieres. Une las manos y estíralas frente a ti hacia tu lado izquierdo. Tira de tus manos de adelante hacia atrás a velocidad media como si estuvieras remando un bote. Haz esto cinco veces en cada lado.

Día 4 Secuencia Principal. Utiliza las ilustraciones abajo y en la siguiente página para guiarte en los ejercicios .

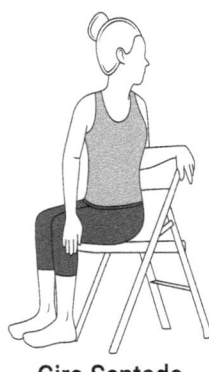

Giro Sentado

Giro Sentado (columna vertebral). Comienza con la espalda recta. Al exhalar, coloca tu mano izquierda en la rodilla derecha y la mano derecha detrás de tu espalda o en el respaldo de la silla. Usa tus manos para girar suavemente la parte superior de tu cuerpo hacia la derecha. Mantén la posición durante tres respiraciones, vuelve al centro y repite en el otro lado.

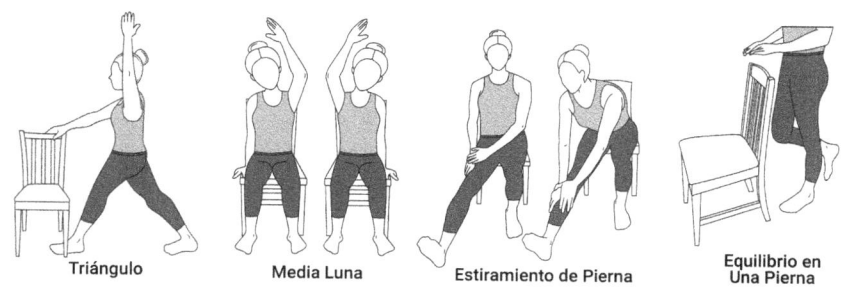

Triángulo (torso, oblicuos y músculos intercostales). Comienza de pie al lado de tu silla con el respaldo a tu derecha. Coloca los pies ligeramente debajo de la silla y separa las piernas a la distancia de los hombros. Agárrate al respaldo de la silla con tu mano derecha mientras deslizas tu pie derecho hacia atrás unos 3 pies. Extiende el brazo izquierdo hacia arriba hacia el techo. Respira profundamente y mantén la posición durante varias respiraciones antes de pasar al otro lado.

Media Luna (postura, abdomen y columna vertebral). Siéntate erguido en tu silla y estira el brazo izquierdo sobre tu cabeza en forma de "C". Inclina tu cuerpo hacia la derecha y mantén durante dos respiraciones. Inhala mientras vuelves al centro y luego exhala. Repite el movimiento con tu brazo derecho hacia el lado izquierdo de tu cuerpo para un total de cinco repeticiones.

Estiramiento de Pierna Única (isquiotibiales, glúteos y espalda). Siéntate cerca del borde de tu silla y extiende la pierna derecha recta. Inhala para prepararte. Al exhalar, gira en las caderas e inclínate hacia adelante para estirar el músculo isquiotibial de la pierna extendida. Mantén durante tres a cinco respiraciones, luego cambia de lado.

Equilibrio en Una Pierna. Párate detrás de la silla con las manos sueltas en el respaldo y los pies planos en el suelo. Levanta el pie izquierdo del suelo, doblando la rodilla. Suelta la silla y concéntrate en tu equilibrio. Mantén durante 5-10 segundos y repite para el otro lado.

Eso es todo por el cuarto día. ¡Nos vemos mañana!

Día 5. Primero, hagamos nuestros calentamientos. Consulta las ilustraciones abajo para estos ejercicios rápidos.

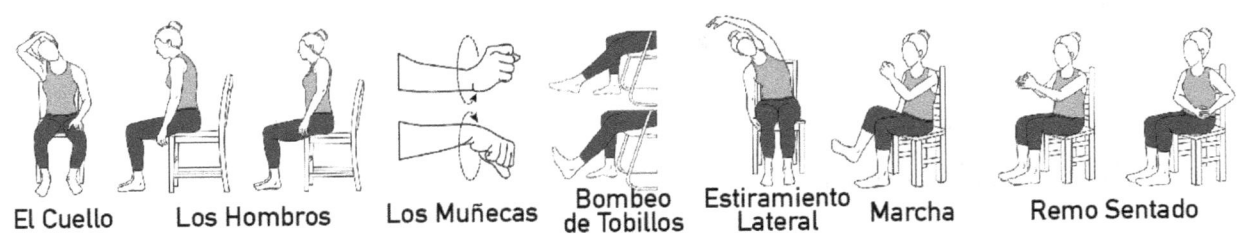

El Cuello   Los Hombros   Los Muñecas   Bombeo de Tobillos   Estiramiento Lateral   Marcha   Remo Sentado

Inclinaciones de Cuello. Manteniendo la espalda recta, coloca tu mano izquierda en el lado derecho de tu cabeza y, al inhalar por la nariz, inclina suavemente la cabeza hacia tu hombro izquierdo. Sostén la pose mientras exhalas por la boca. Mantén la posición durante dos respiraciones, vuelve al centro y cambia de lado. Repite una vez más en cada lado.

Rotaciones de Hombros. Hacia adelante cinco veces y luego hacia atrás cinco veces. Repite dos veces en cada dirección.

Círculos de Muñeca. Extiende los brazos hacia adelante con las palmas hacia abajo. Gira las muñecas en el sentido de las agujas del reloj cinco veces y luego en sentido contrario cinco veces. Repite dos veces en cada dirección.

Bombeo de Tobillo. Coloca los pies planos en el suelo y comienza a levantar los talones manteniendo los dedos de los pies en el suelo. Baja los talones y luego levanta los dedos; baja los dedos y levanta los talones. Eso es uno. Haz esto 10 veces.

Estiramiento Lateral. Extiende los brazos hacia arriba mientras inhalas por la nariz. Exhala e inclínate hacia el lado izquierdo para un estiramiento suave. Vuelve al centro mientras inhalas y luego inclínate hacia la derecha mientras exhalas. Siente el estiramiento en los lados e inclínate, pero no te sobreestires. Repite tres veces para cada lado.

Marcha en la Silla. Este calentamiento se puede hacer de pie al lado de la silla si prefieres. Básicamente, es marchar en el lugar usando los brazos y las piernas para aumentar la frecuencia cardíaca. Izquierda-Derecha, Izquierda-Derecha, Izquierda-Derecha. Mantén este movimiento durante dos minutos a un ritmo moderado.

Remo Sentado. Comienza sentándote hacia adelante en tu silla. Este calentamiento también se puede hacer de pie al lado de la silla si prefieres. Une las manos y estíralas frente a ti hacia tu lado izquierdo. "Tira" de tus manos de adelante hacia atrás a velocidad media como si estuvieras remando un bote. Haz esto cinco veces en cada lado.

Día 5 Secuencia Principal. Consulta las ilustraciones abajo para guiarte en los ejercicios principales.

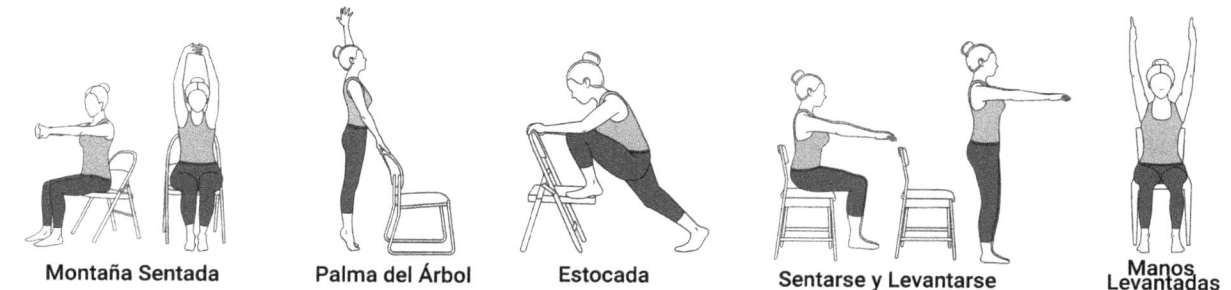

Montaña Sentada | Palma del Árbol | Estocada | Sentarse y Levantarse | Manos Levantadas

Montaña Sentada (Postura, columna vertebral, núcleo). Inhala mientras estiras los brazos, entrelazas los dedos y giras las palmas hacia afuera. Levanta las manos sobre tu cabeza con las palmas hacia el techo, tratando de alinear la cabeza, el tronco y las manos. Mantén brevemente y repite cinco veces.

Postura del Árbol (Pantorrillas, piernas, rodillas, espalda y cuello). Colócate frente al respaldo de la silla, sosteniéndote con la mano izquierda en el respaldo. Levántate sobre las puntas de los pies y extiende el brazo derecho sobre la cabeza, estirando el costado de tu cuerpo. Regresa la mano a la silla y apoya los pies completamente en el suelo. Repite con el lado opuesto.

Estocada (Estira el músculo psoas, ayuda a aliviar el dolor en las piernas, ingle y pelvis). Comienza de pie, mirando hacia el asiento de la silla. Sujeta la parte posterior de la silla con ambas manos y coloca el pie izquierdo en el asiento de la silla. Empuja suavemente hacia adelante con la pierna derecha e inclínate hacia adelante mientras estiras la pierna izquierda. Intenta alinear la rodilla izquierda con el tobillo izquierdo y permite que las caderas se hundan ligeramente. Mantén durante tres respiraciones. Cambia y estira el otro lado. Repite dos veces cada lado.

Sentarse y Levantarse (Muslos, parte inferior del cuerpo, equilibrio). Comienza sentándote en el borde frontal de la silla, con los pies planos en el suelo. Coloca las manos en la parte superior de tus muslos o en los apoyabrazos de la silla. Inclínate ligeramente hacia adelante y empuja con las manos mientras estiras las piernas para ponerte de pie. Invierte lentamente el movimiento para volver a sentarte. Repite 10 veces en sucesión rápida.

Postura de Manos Levantadas (Brazos, hombros, parte superior de la espalda y pecho). Inhala lentamente mientras levantas los brazos sobre tu cabeza, alineándolos con tus oídos y alcanzando lo más alto posible. Mantén brevemente antes de exhalar mientras bajas los brazos. Repite 10veces.

Respiración Profunda Sentado. Siéntate derecho y coloca una mano en tu vientre y la otra en tu pecho. Inhala lentamente y profundamente por la nariz. Asegúrate de que tu pecho no se mueva. Exhala lentamente por la nariz. Repite este ciclo cinco veces.

Eso concluye esta secuencia. ¡Has llegado al final del quinto día!

Día 6: Calentamiento. Utiliza las ilustraciones abajo para guiarte a través de nuestra secuencia de calentamiento habitual. A estas alturas, deberías conocer los procedimientos para estos. Si necesitas una revisión, por favor, consulta las instrucciones de los días 1 al 5.

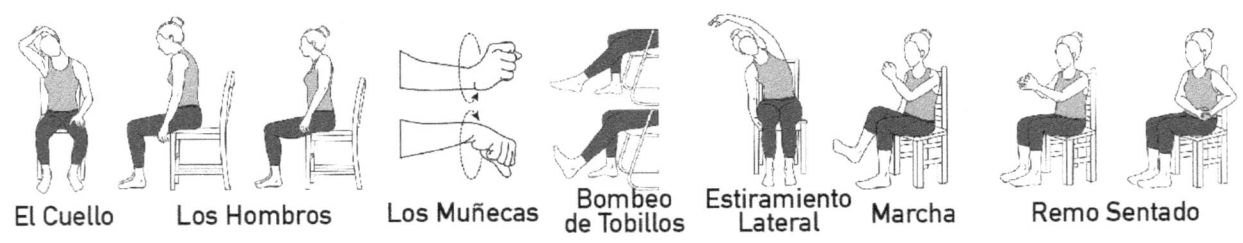

El Cuello   Los Hombros   Los Muñecas   Bombeo de Tobillos   Estiramiento Lateral   Marcha   Remo Sentado

Día 6 Secuencia Principal. Consulta las ilustraciones abajo para los ejercicios principales.

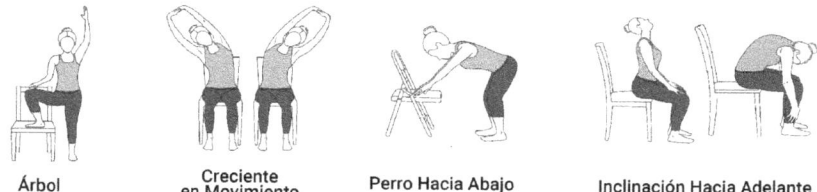

Árbol (dolor en la cadera, parte interna del muslo e ingle). Párate al lado del respaldo de la silla con la mano derecha en el respaldo. Levanta el pie izquierdo y coloca la planta en la parte interna del muslo derecho o en la pantorrilla, asegurándote de evitar colocarla en la articulación de la rodilla. Levanta el brazo izquierdo en forma de media luna. Mantén la posición durante varias respiraciones y después, cambia de lado y repite dos veces.

Pose del Creciente en Movimiento (Postura, abdomen y columna). Siéntate erguido en tu silla y estira ambos brazos hacia arriba, con las manos entrelazadas. Inclina el cuerpo hacia la derecha y mantén la posición durante dos respiraciones. Inhala al volver al centro y exhala. Inclina el cuerpo hacia la izquierda y mantén la posición durante dos respiraciones. Inhala al volver al centro, exhala. Repite el estiramiento izquierdo-derecho cinco veces.

Pose de Perro Hacia Abajo con Silla (Brazos, hombros, abdomen y columna). Ponte de pie frente tu silla a un brazo de distancia. Separa los dedos ampliamente y colócalos en el asiento de la silla. Retrocede los pies hasta que los brazos estén estirados, formando una "V" invertida con tu cuerpo. Empuja las caderas hacia atrás y hacia arriba, manteniendo los pies planos en el suelo. Permanece en esta pose durante 3-5 respiraciones. Repite si lo deseas.

Inclinación Hacia Adelante (Gemelos, isquiotibiales y muslos). Siéntate con la espalda recta en el borde de la silla. Exhala e inclínate hacia adelante desde la cintura, estirando la columna y alcanzando hacia el suelo, agarrando tus tobillos con las manos y deslizando tus glúteos hacia adelante en la silla para estirar las piernas. Mantén esta pose, inhalando y exhalando lentamente durante 3-5 respiraciones. Repite dos veces.

Esto marca el final del sexto día de ejercicios.

Día 7: Descanso/Respiración.

Respiración Abdominal. Coloca una mano en tu pecho y la otra en tu vientre. Respira profundamente por la nariz, permitiendo que tu vientre se expanda mientras mantienes quieto tu pecho. Sostén por un momento y luego exhala lentamente por la boca. Continúa durante unos minutos, prestando atención específica al movimiento de tu vientre.

Sonido Oceánico de la Respiración. Siéntate erguido en tu silla, con los hombros relajados, e inhala lentamente por la nariz. Exhala por la boca, ligeramente contrayendo la parte posterior de la garganta, produciendo un sonido suave como si empañaras un espejo. Repite 10 veces.

Respiración Cuadrada. Inhala por la nariz, contando lentamente hasta cuatro. Sostén esa respiración durante un conteo de cuatro. Exhala por la boca durante un conteo de cuatro. Sostén la respiración fuera durante otro conteo de cuatro. Completa de 5 a 10 ciclos.

Respiración Nasal. Cierra tu fosa nasal derecha con el pulgar derecho. Inhala por tu fosa nasal izquierda. Cierra tu fosa nasal izquierda con tu dedo anular, liberando tu fosa nasal derecha. Exhala por la fosa nasal derecha. Inhala por la fosa nasal derecha, ciérrala con tu pulgar derecho, luego exhala por la fosa nasal izquierda. Esto completa un ciclo; repite cinco veces.

Risa Respiratoria. Comienza sentándote cómodamente, tomando algunas respiraciones profundas por la nariz y exhalando por la boca. Comienza con una risa falsa, exhalando enérgicamente mientras sale la risa. Piensa en algo gracioso y deja que esta risa falsa se convierta en una risa real. Permítelo por un rato y luego vuelve a la respiración.

Respiración Siseante. Inhala profundamente por la nariz. Exhala lentamente a través de los dientes apretados, creando un sonido siseante a medida que el aire escapa. Repite 5-6 veces.

Esto marca el final del día siete.

Día 8: Calentamiento. Utiliza las ilustraciones abajo para guiarte a través de nuestra secuencia de calentamiento habitual. A estas alturas, deberías conocer los procedimientos para estos. Si necesitas un recordatorio, consulta las instrucciones de los días 1-5.

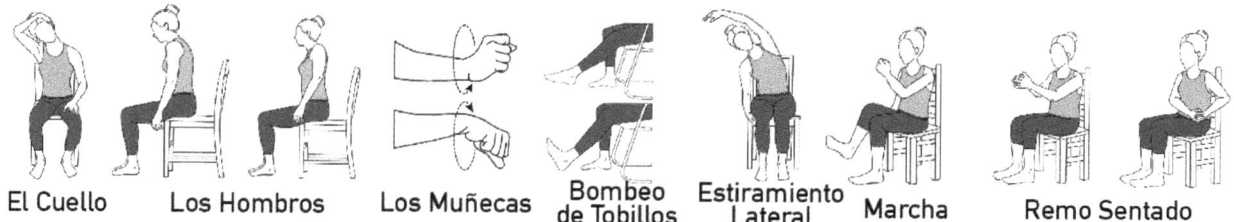

Ahora, pasemos a la secuencia principal para el día 8. Consulta las ilustraciones abajo para estos ejercicios.

Pose de Barco Sentado (Abdominales, flexores profundos de la cadera). Comienza sentándote en el centro de tu silla con los pies apoyados en el suelo. Agárrate a los lados de la silla para obtener apoyo. Inclínate ligeramente hacia atrás y levanta tu pie izquierdo del suelo y luego el derecho, llevando las rodillas hacia el pecho. Mantén la posición durante varias respiraciones antes de bajar los pies de nuevo al suelo. Repite cuatro veces, alternando la pierna que levantas primero cada vez.

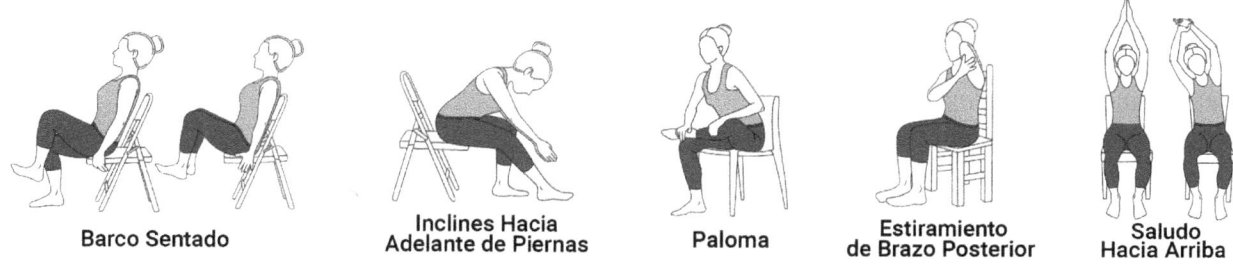

Inclines Hacia Adelante de Piernas (Fortalecimiento del núcleo y equilibrio, cuádriceps, caderas e isquiotibiales). Siéntate derecho con los pies apoyados en el suelo. Inhala y extiende una pierna hacia adelante mientras mantienes el otro pie apoyado en el suelo. Al exhalar, inclínate hacia adelante hacia la pierna extendida, tratando de tocar tus dedos de los pies. Sostén durante tres a cinco respiraciones y repite con la pierna opuesta. Completa dos veces en cada lado.

Postura de Paloma (mejora la movilidad general, ayuda con el dolor lumbar, estira los glúteos y la parte externa de las caderas). Siéntate derecho con ambos pies apoyados en el suelo. Levanta el tobillo izquierdo y colócalo sobre el muslo derecho, creando una forma similar a un cuatro. Apunta la rodilla izquierda hacia afuera tanto como sea posible. Si te sientes cómodo, puedes presionar suavemente la rodilla izquierda para obtener un estiramiento más profundo. Para un estiramiento aún más profundo, inclínate en las caderas y ligeramente hacia adelante, manteniendo la espalda recta. Mantén la posición durante varias respiraciones. Ahora, cambia al otro lado.

Estiramiento de Brazo Posterior (Espalda, hombros, brazos). Comienza mirando hacia adelante. Extiende tu brazo derecho hacia atrás sobre tu hombro derecho e intenta tocar tu espalda. Al mismo tiempo, empuja ese brazo por debajo del codo con la mano opuesta. Sostén el estiramiento durante 10 segundos y cambia de lado.

Saludo Hacia Arriba (Caderas, espalda y hombros). Siéntate erguido con los pies apoyados en el suelo. Inhala y extiende los brazos por encima de la cabeza, con las palmas enfrentadas. Mira hacia adelante o hacia arriba sin forzar el cuello. Mantén la posición durante tres a cinco respiraciones y luego baja los brazos al exhalar. (Caderas, espalda y hombros). Siéntate erguido con los pies apoyados en el suelo. Inhala y extiende los brazos por encima de la cabeza, con las palmas mirándose entre sí. Mira hacia adelante o hacia arriba sin forzar el cuello. Sostén durante tres a cinco respiraciones y luego baja los brazos al exhalar. Repite tres veces.

Con esto, concluyen los ejercicios de hoy. ¡Nos vemos mañana!

Día 9. Primero, hagamos nuestra rutina normal de calentamiento. Utiliza las ilustraciones abajo para guiarte a través de la secuencia. Si necesitas recordar los pasos, consulta las instrucciones de los días 1-5.

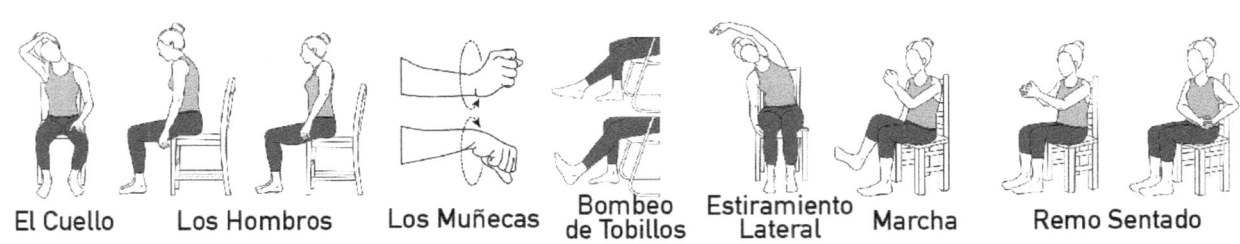

Día 9: Secuencia Principal. Consulta las ilustraciones en la siguiente página para los ejercicios principales de hoy.

Pose de Manos Elevadas (Brazos, hombros, parte superior de la espalda y pecho). Inhala lentamente mientras elevas tus brazos por encima de la cabeza, alineándolos con tus orejas y alcanzando lo más alto posible. Mantén tus hombros relajados, sin encorvarse. Sostén brevemente antes de exhalar mientras bajas los brazos. Repite 10 veces.

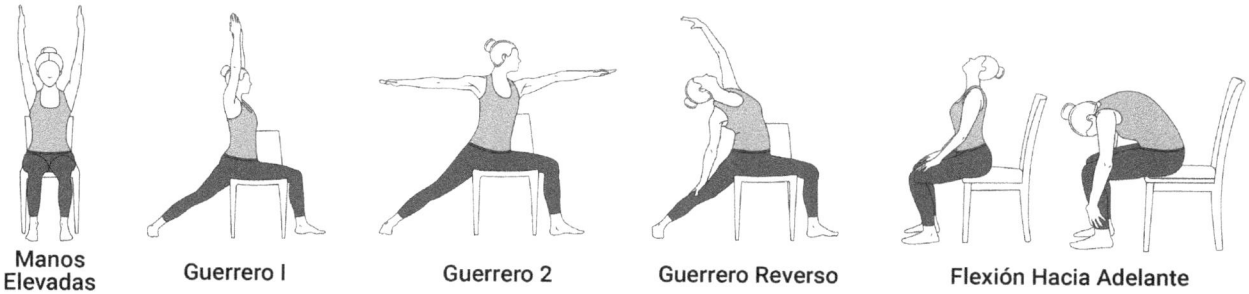

Manos Elevadas — Guerrero I — Guerrero 2 — Guerrero Reverso — Flexión Hacia Adelante

Para las siguientes tres posturas: deberías trabajar para transicionar de Guerrero I a Guerrero II y luego a Guerrero Reverso, pero puede que quieras comenzar practicándolos por separado. No te preocupes si no puedes realizarlos exactamente rectos o con un estiramiento perfecto. Haz lo mejor que puedas y sigue trabajando en tu forma y estiramiento cada vez que realices el ejercicio.

Guerrero I (Equilibrio, movilidad, fuerza, piernas, brazos, caderas, muslos). Siéntate de lado en la silla. Columpia la pierna derecha frente a ti y la pierna izquierda detrás de ti mientras estiras la pierna izquierda tanto como sea posible. Mantén tu torso sobre la pierna derecha mientras levantas los brazos hacia el techo al inhalar.

Guerrero II (Equilibrio, movilidad, fuerza, piernas, brazos, abdomen). Gira tu torso para enfrentar el frente de la silla mientras extiendes los brazos hacia los lados, con las palmas hacia abajo. Respira profundamente, inhalando y exhalando tres veces.

Guerrero Reverso (Movilidad, equilibrio, flexibilidad, fuerza, piernas, columna vertebral, núcleo, torso). Mueve suavemente la mano izquierda hacia abajo hacia el pie izquierdo mientras levantas la mano derecha y la doblas ligeramente sobre tu cabeza, abriendo el pecho y el costado del cuerpo. Mantén esta postura, enfocándote en cuatro respiraciones profundas.

Flexión Hacia Adelante (Ciática, músculos de la pantorrilla, isquiotibiales, aductores internos del muslo). Siéntate erguido en una silla resistente, con los pies apoyados en el suelo. Toma una respiración profunda e inclínate en las caderas hacia adelante al exhalar. Estira tus manos hacia el suelo con las palmas hacia arriba, o deja que tus manos descansen en tus piernas. Permanece en una cómoda flexión hacia adelante durante 30 segundos a un minuto mientras respiras lentamente. Levántate lentamente de nuevo a la posición sentada.

Esto marca el final de los ejercicios para el día nueve.

Día 10: Descanso/Respiración.

Respiración de Purificación (Energía, rejuvenecimiento). Coloca las manos en las rodillas y cierra los ojos. Inhala profundamente y lentamente por la nariz, permitiendo que el pecho y el abdomen se expandan. Exhala de manera enérgica pero controlada por la boca. Repite este patrón de respiración durante algunos ciclos. Esta técnica revitaliza el cuerpo y ayuda a restaurar el equilibrio.

Respiración Abdominal. Coloca una mano en el pecho y la otra en el abdomen. Respira profundamente por la nariz, permitiendo que tu abdomen se expanda mientras mantienes el pecho quieto. Sostén por un momento y luego exhala lentamente por la boca. Continúa durante dos o tres minutos.

Sonido del Océano. Siéntate derecho en tu silla, con los hombros relajados, e inhala lentamente por la nariz. Exhala por la boca mientras contraes ligeramente la parte posterior de la garganta, produciendo un sonido suave como si estuvieras empañando un espejo. Repite 10 veces.

Esto marca el final de los ejercicios para el día 10.

Día 11: Calentamiento. Utiliza las ilustraciones abajo como guía. Si necesitas un repaso sobre los movimientos, consulta las instrucciones para los días 1-5.

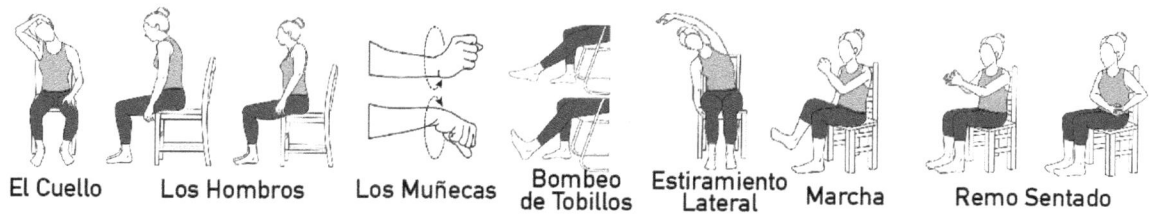

Día 11 Secuencia Principal. Utiliza las ilustraciones a continuación como referencia para estos ejercicios.

Levantarse Y Sentarse de la Silla (Muslos, parte inferior del cuerpo). Comienza sentándote en el borde frontal de la silla, con los pies planos en el suelo y separados a la distancia de los hombros. Coloca las manos en la parte superior de tus muslos o en los reposabrazos de la silla. Inclínate ligeramente hacia adelante y empuja con las manos mientras enderezas las piernas para ponerte de pie. Invierte lentamente el movimiento para volver a sentarte. Repite de 5 a 10 veces en sucesión rápida.

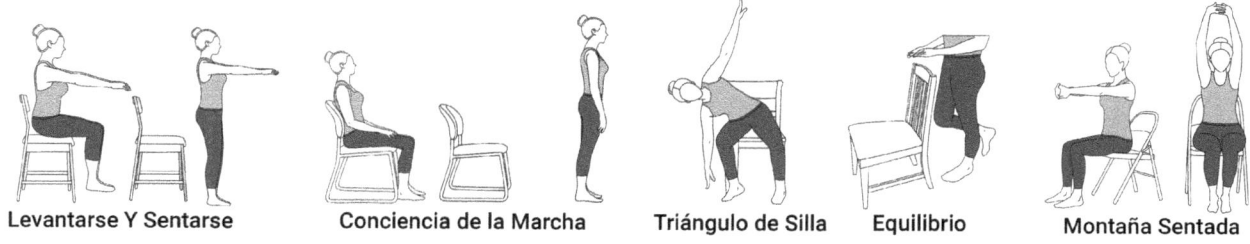

Postura de Conciencia de la Marcha (Caminar y Equilibrio). Esta postura crea conciencia en el proceso de caminar, mejorando la coordinación y el equilibrio. Básicamente, se trata de una caminata lenta, exagerada y con propósito. Comienza sentado con las manos en los muslos. Levántate justo delante de la silla. Con conciencia y lentitud, eleva la rodilla derecha hacia el pecho, luego lleva el pie derecho hacia adelante, colocándolo con el talón primero. Transfiere tu peso al pie derecho, levantando el pie izquierdo y avanzándolo de la misma manera. Continúa esta "caminata" lenta y deliberada durante varios pasos, luego gira y repite en la dirección opuesta.

Triángulo de Silla (músculos del torso, oblicuos e intercostales). Comienza sentándote erguido en el borde de tu silla. Separa las piernas al ancho de los hombros. Extiende los brazos hacia los lados, con las palmas hacia abajo como un avión. Inclínate hacia la cintura y gira hacia la derecha, intentando llevar tu mano derecha hacia tu tobillo derecho mientras tu brazo izquierdo apunta hacia arriba. Trata de mirar hacia arriba, o si eso tensa el cuello, mira hacia adelante. Respira profundamente y mantén la posición durante varias respiraciones antes de pasar al otro lado. Repite una vez más en ambos lados.

Equilibrio de una Pierna. Ponte detrás de la silla con las manos suavemente apoyadas en el respaldo y los pies planos en el suelo. Levanta el pie izquierdo del suelo flexionando la rodilla. Suelta la silla y concéntrate en tu equilibrio. Sostén durante 5-10 segundos y repite con el otro lado.

Montaña Sentada (Postura, columna). Inhala mientras estiras los brazos frente a ti, entrelazas los dedos y giras las palmas hacia afuera. Mientras inhalas, eleva los brazos por encima de tu cabeza con las palmas hacia el techo, tratando de alinear la cabeza, el tronco y las manos. Sostén brevemente y exhala mientras bajas los brazos. Repite cinco veces.

Esto marca el final de los ejercicios para el día 11.

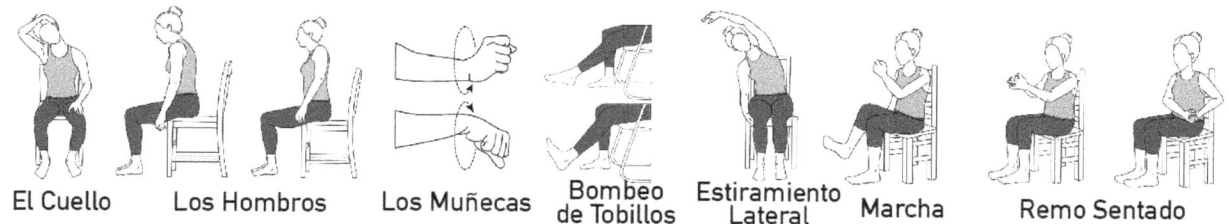

Día 12: Calentamiento. Utiliza las ilustraciones arriba como guía. Si necesitas recordatorio, por favor consulta las instrucciones de los días 1 al 5.

Día 12: Secuencia Principal. Consulta las ilustraciones abajo para guiarte en estos ejercicios.

Saludo Hacia Arriba (Caderas, espalda y hombros). Siéntate erguido con los pies planos en el suelo. Inhala y extiende los brazos por encima de la cabeza, con las palmas mirándose entre sí. Mira directamente hacia adelante o hacia arriba sin forzar el cuello. Mantén la posición durante tres a cinco respiraciones y luego baja los brazos al exhalar.

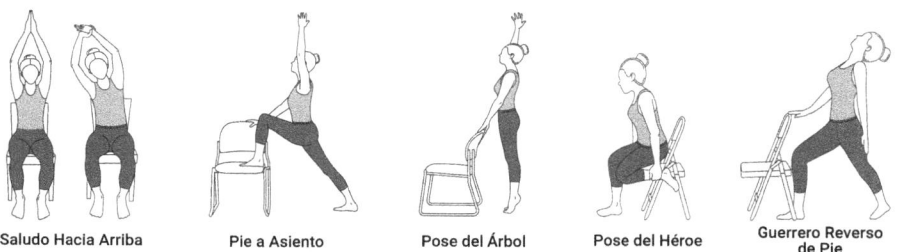

Pie al Asiento (Piernas, cadera, hombros, espalda y equilibrio). Enfrenta el lateral de la silla a aproximadamente dos pasos de distancia y coloca tu mano derecha en el respaldo de la silla. Coloca tu pie izquierdo en el asiento. Extiende tu brazo izquierdo por encima de la cabeza, manteniendo la mano extendida con los dedos hacia afuera. Mantén esta posición durante tres respiraciones, sintiendo el estiramiento a lo largo del costado del cuerpo. Repite en el lado opuesto.

Pose del Árbol (Pantorrillas, piernas, rodillas, espalda y cuello). Ponte de pie frente al respaldo de la silla, sosteniéndote con la mano izquierda. Levántate sobre las puntas de los pies y extiende tu brazo derecho por encima de la cabeza, estirando el costado de tu cuerpo. Regresa la mano a la silla y apoya los pies en el suelo. Repite en el lado opuesto.

Pose del Héroe (Cuádriceps, rodillas, tobillos y muslos). Deslízate hacia el borde del asiento y extiende tu pierna izquierda hacia atrás, manteniendo la rodilla doblada. Asegúrate de que la rodilla doblada apunte hacia abajo y que el pie esté plano contra el costado de la silla. Mantén esta pose durante tres a cinco respiraciones, respirando profundamente cada vez y concentrándote en el estiramiento. Vuelve a una posición neutral y repite con la pierna opuesta.

Guerrero Reverso de Pie. Ponte detrás de la silla con la mano izquierda en el respaldo y ambos pies ligeramente debajo de la silla. Desliza tu pie derecho hacia atrás mientras doblas la rodilla izquierda hasta que esté casi paralela al suelo. Extiende tu brazo derecho detrás de ti. Mantén la pose durante 10 segundos y repite con el lado opuesto.

Esto concluye los ejercicios del día 12.

Día 13: Descanso/Respiración.

Respiración Diafragmática Siéntate cómodamente y coloca una mano en tu pecho y la otra en tu abdomen. Toma una respiración profunda por la nariz, sostén brevemente y luego exhala completamente por la boca. Continúa durante unos ciclos hasta que te sientas relajado y listo para continuar.

Respiración Nostril Yoga (Calma/Alivio del Estrés). Cierra tu fosa nasal derecha con el pulgar derecho. Inhala por tu fosa nasal izquierda. Cierra tu fosa nasal izquierda con tu dedo anular, liberando la fosa nasal derecha. Exhala por la fosa nasal derecha. Inhala por la fosa nasal derecha, ciérrala con el pulgar derecho, luego exhala por la fosa nasal izquierda. Esto completa un ciclo; repite tres veces.

Respiración de la Risa (Disposición, Actitud). Comienza sentándote cómodamente, tomando algunas respiraciones profundas por la nariz y exhalando por la boca. Comienza con una risa falsa, exhalando con fuerza mientras te ríes. Piensa en un momento o situación divertida y permite que esta risa falsa se convierta en risa real y sincera. Deja que la risa continúe por un rato y luego vuelve a la respiración profunda.

Esto marca el final de los ejercicios del Día 13.

Día 14: Calentamiento. Utiliza estas ilustraciones como guía. Para obtener instrucciones, consulta los días 1-5.

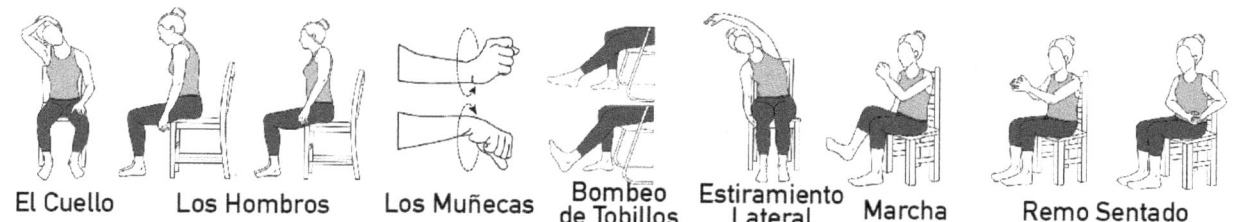

Día 14: Secuencia Principal. Consulta las ilustraciones abajo para guiarte en estos ejercicios.

La Luna Creciente en Movimiento (Postura, núcleo y columna). Siéntate derecho en tu silla y estira ambos brazos hacia arriba, con las manos entrelazadas. Inclina el cuerpo hacia la derecha y mantén la posición durante dos respiraciones. Inhala al regresar al centro, exhala. Inclina el cuerpo hacia la izquierda y mantén la posición durante dos respiraciones. Inhala al regresar al centro, exhala. Repite el estiramiento de izquierda a derecha cinco veces.

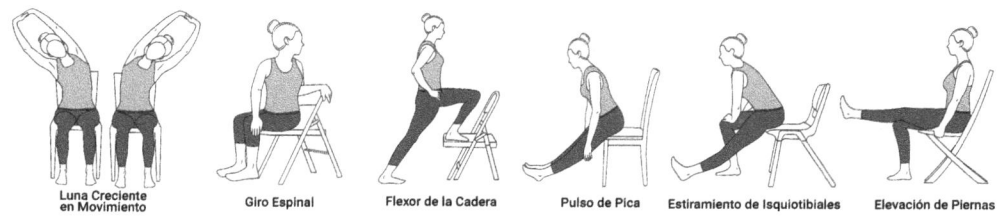

Giro Espinal (Flexibilidad de la columna y dolor de espalda). Coloca tu mano derecha en tu rodilla izquierda. Inhala y estira tu columna. Exhala y gira suavemente hacia la izquierda, utilizando tu mano derecha en la parte posterior de la silla como palanca. Ten cuidado de no girar demasiado; estira hasta donde sea cómodo. Mantén la posición durante 5-10 respiraciones, luego regresa a una posición normal y repite para el lado opuesto.

Estiramiento del Flexor de la Cadera (Dolor de cadera). Comienza de pie frente a tu silla. Mantén tu pie izquierdo firmemente en el suelo mientras extiendes la pierna derecha y colocas el pie derecho en el asiento de la silla. Mantén tu columna recta mientras presionas suavemente las caderas hacia adelante, sintiendo estiramiento en la parte frontal de la pierna extendida. Respira profundamente y mantén esta posición durante varias respiraciones. Repite en el lado opuesto para un total de cuatro repeticiones en cada lado.

Pulso de Pica (abdominales, oblicuos, parte baja de la espalda). Siéntate en el borde de la silla y extiende ambas piernas hacia adelante. Coloca tus manos en los apoyabrazos o en el lateral de la silla para obtener apoyo, o mantenlas a tu lado. Aprieta tus abdominales y realiza pulsos hacia arriba con las piernas, levantándolas ligeramente del suelo y bajándolas de nuevo. Realiza 10 pulsos y mantén tus abdominales comprometidos en todo momento.

Estiramiento Sentado de Isquiotibiales (Parte baja de la espalda e isquiotibiales). Siéntate con ambos pies en el suelo y las piernas en un ángulo de 90 grados. Extiende la pierna izquierda hacia adelante y flexiona el pie izquierdo, manteniendo la pierna recta pero no bloqueada en la rodilla. Dobla las caderas manteniendo la espalda recta e inclínate hacia adelante hasta sentir estiramiento en los isquiotibiales. Mantén durante tres respiraciones. Repite con el lado opuesto. Esta pose también se puede hacer de pie utilizando la silla como apoyo. En este caso, la pierna que se estiraría sería la que está en el suelo.

Elevación de Piernas (Abdominales, cuádriceps, núcleo). Siéntate derecho, extiende tu pierna derecha mientras mantienes la rodilla recta y levanta la pierna hasta la altura de la cadera. Mantén la pierna en la posición elevada durante tres respiraciones, luego bájala de nuevo al suelo. Repite con la pierna izquierda. Este ejercicio también se puede hacer con la pierna doblada para estirar los flexores de la cadera.

Esto marca el final del día 14.

Día 15: Calentamiento. Utiliza estas ilustraciones como guía. Para obtener instrucciones, consulta los días 1-5.

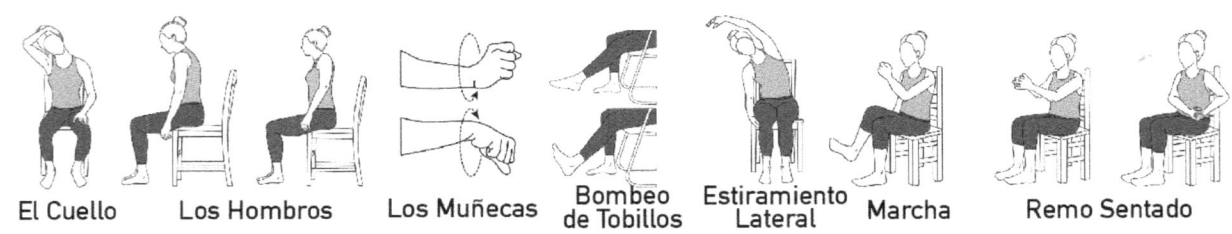

Día 15: Secuencia Principal. Consulta las ilustraciones abajo para guiarte en estos ejercicios.

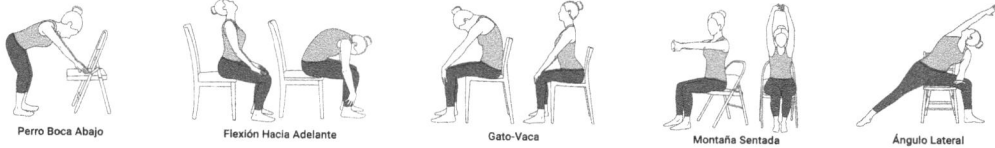

Postura del Perro Boca Abajo. Ponte frente a la silla a una distancia de un brazo. Extiende tus dedos ampliamente y colócalos en el asiento de la silla. Camina hacia atrás con los pies hasta que los brazos queden estirados, formando una "V" invertida con tu cuerpo. Empuja las caderas hacia atrás y hacia arriba, manteniendo los pies planos en el suelo. Permanece en esta posición durante 3-5 respiraciones. Repite.

Flexión Hacia Adelante. Mientras estás sentado, coloca los pies planos en el suelo y las manos en las rodillas. Inhala por la nariz y estira tu columna mientras miras hacia arriba. Exhala, dobla las caderas e inclínate hacia adelante, llevando el pecho hacia las rodillas. Deja que tus manos agarren las piernas si es posible. Mantén durante 5-10 respiraciones.

Postura de Gato-Vaca. Coloca las manos en las rodillas. Al inhalar, arquea la espalda y mira hacia arriba, estirando la parte frontal de tu cuello ("Gato"). Mantén durante tres respiraciones. Mientras exhalas, redondea la espalda, mete el mentón y estira la parte posterior de tu cuello ("Vaca"). Mantén durante tres respiraciones. Continúa durante cinco ciclos.

Montaña Sentada (Postura, columna, núcleo). Siéntate derecho con los pies planos en el suelo. Inhala mientras estiras los brazos, entrelazas los dedos y giras las palmas hacia afuera. Levanta las manos por encima de tu cabeza con las palmas hacia el techo, tratando de alinear la cabeza, el tronco y las manos. Mantén durante 3-5 respiraciones.

Ángulo Lateral (Parte baja de la espalda, piernas, caderas. Ayuda a aumentar la flexibilidad, el equilibrio y la circulación). Comienza sentado erguido con los pies planos en el suelo. Coloca tu mano derecha en tu rodilla o muslo derecho. Inhala y levanta tu brazo izquierdo hacia el techo. Al exhalar, inclínate suavemente hacia la derecha, estirando el lado izquierdo de tu cuerpo. Mantén durante 5-10 respiraciones, luego vuelve a una posición normal. Repite en el lado opuesto.

Esto marca el final del día 15. ¡Has llegado a la mitad del Plan de Éxito de 30 Días!

Ahora deberías sentirte más que cómodo con la mayoría de los ejercicios y movimientos. ¡Probablemente incluso hayas desarrollado algunos favoritos! Siéntete libre de agregarlos a lo largo del día si lo deseas. Nuestra rutina regular de calentamiento también es una excelente manera de comenzar el día. Pero no exageres.

Día 16. Comenzamos la segunda mitad del plan de 30 días con un día ligero de descanso y ejercicios de respiración. ¡Empecemos!

Respiración Ujjayi (Respiración del océano). Siéntate cómodamente, con la espalda recta pero no rígida. Inhala profundamente por la nariz. Mantén la boca y los labios bien cerrados y contrae la parte posterior de la garganta. Exhala por la boca, creando un sonido susurrante. Repite de 5 a 10 veces.

Respiración Zumbido (Calma, Alivio del estrés). Cierra los ojos y toma una respiración lenta y profunda por la nariz. Exhala lentamente por la boca mientras produces un sonido de zumbido. Repite de 5 a 10 veces.

Respiración en Caja. Inhala por la nariz, contando lentamente hasta cuatro. Mantén esa respiración durante un conteo de cuatro. Exhala por la boca durante un conteo de cuatro. Mantén esa respiración fuera durante otro conteo de cuatro. Completa de 5 a 10 ciclos.

Esto marca el final del Día 16.

Día 17 Calentamiento. Utiliza las ilustraciones abajo para guiarte a través de nuestros ejercicios normales de calentamiento. Para instrucciones, consulta los días 1-5.

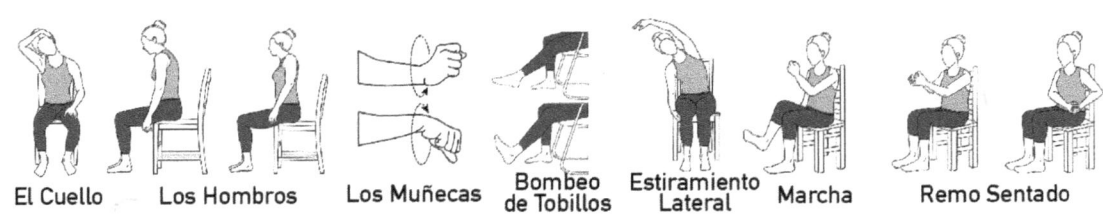

PLAN PARA EL ÉXITO EN 30 DÍAS 97

Secuencia Principal del Día 17. Consulta las ilustraciones en la parte inferior de la página para guiarte a través de estos ejercicios.

Postura del Guerrero I y II / Postura del Guerrero Reverso. Estas tres posturas deben transicionar de una a otra.

Guerrero I. (Equilibrio, movilidad, fuerza, piernas, brazos, caderas, muslos). Siéntate de lado en la silla. Gira la pierna derecha hacia adelante y la pierna izquierda hacia atrás mientras enderezas la pierna izquierda tanto como sea posible. Mantén tu torso sobre la pierna derecha mientras levantas los brazos hacia el techo inhalando.

Guerrero II. (Equilibrio, movilidad, fuerza, piernas, brazos, abdomen). Gira el torso para enfrentar el frente de la silla mientras extiendes los brazos hacia los lados, con las palmas hacia abajo. Respira profundamente, inhalando y exhalando tres veces.

Guerrero Reverso. (Movilidad, equilibrio, flexibilidad, fuerza, piernas, columna, núcleo, torso). Mueve suavemente la mano izquierda hacia abajo hacia el pie izquierdo mientras levantas la mano derecha y la doblas ligeramente sobre tu cabeza. Mantén esta postura, enfocándote en cuatro respiraciones profundas.

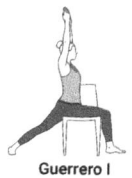
Guerrero I
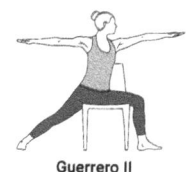
Guerrero II
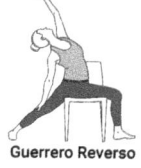
Guerrero Reverso
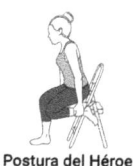
Postura del Héroe
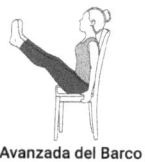
Avanzada del Barco

Postura del Héroe (Cuádriceps, Rodillas, Tobillos y Muslos). Deslízate hacia el borde frontal del asiento y extiende la pierna izquierda hacia atrás, manteniendo la rodilla doblada. Asegúrate de que la rodilla doblada apunte hacia abajo y que el pie esté plano contra el lateral de la silla. Mantén esta postura durante tres a cinco respiraciones, inhalando profundamente cada vez. Vuelve a una posición neutral y repite con la pierna opuesta.

Postura Avanzada del Barco (Abdominales, Núcleo, Flexores Profundos de la Cadera). Comienza sentándote en el centro de la silla con los pies apoyados en el suelo. Agárrate a los lados de la silla para obtener apoyo. Inclínate ligeramente hacia atrás y levanta ambos pies del suelo, llevando las rodillas hacia el pecho. Mantén la posición brevemente antes de extender ambas piernas y elevarlas hasta que tu cuerpo forme una "V". Sostén durante dos respiraciones y vuelve a la posición normal. Repite tres veces.

Eso marca el final de los ejercicios para el día 17.

Día 18: Calentamiento. Utiliza las ilustraciones abajo como guía. Para obtener instrucciones, consulta los días 1-5.

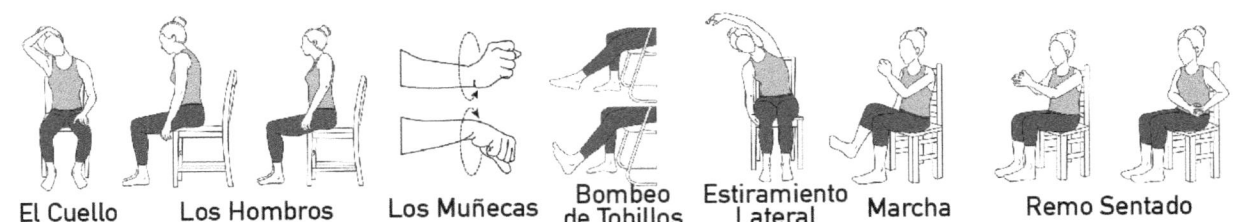

Secuencia Principal del Día 18. Consulta las ilustraciones en la parte inferior de la página para guiarte a través de estos ejercicios.

Árbol (dolor en la cadera, parte interna del muslo e ingle). Párate al lado del respaldo de la silla con la mano derecha en el respaldo. Levanta el pie izquierdo y coloca la planta en la parte interna del muslo derecho o en la pantorrilla, asegurándote de evitar colocarla en la articulación de la rodilla. Levanta el brazo izquierdo en forma de media luna. Mantén la posición durante varias respiraciones y luego cambia de lado. Repite dos veces en cada lado.

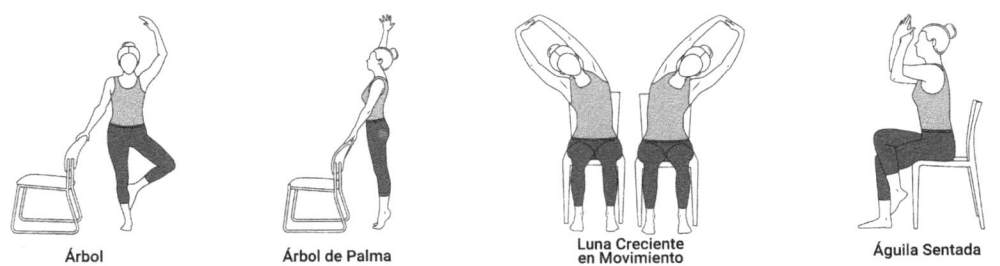

Árbol de Palma (Pantorrillas, Piernas, Rodillas, Espalda y Cuello). Ponte frente al respaldo de la silla, agarrándote al respaldo con la mano izquierda. Levántate sobre las puntas de los pies y extiende el brazo derecho por encima de la cabeza, estirando el costado del cuerpo. Vuelve la mano a la silla y apoya los pies en el suelo. Repite con el brazo opuesto.

La Luna Creciente en Movimiento (Postura, Núcleo y Espina Dorsal). Siéntate erguido en la silla y estira ambos brazos por encima de la cabeza, con las manos entrelazadas.

Inclínate hacia la derecha y mantén la posición durante dos respiraciones. Inhala al volver al centro, luego exhala. Inclínate hacia la izquierda y mantén la posición durante dos respiraciones. Inhala al volver al centro, exhala. Repite el estiramiento de izquierda a derecha cinco veces.

Águila Sentada (Dolor de Espalda). Siéntate derecho, con los pies apoyados en el suelo. Junta las manos y acerca los codos entre sí. Gira el brazo derecho alrededor del izquierdo, tocando la palma derecha con la izquierda, manteniendo la espina dorsal recta y los hombros relajados. Cruza la pierna derecha sobre la izquierda. Mira hacia adelante o cierra los ojos. Inhala profundamente por la nariz, mantén durante tres segundos y exhala por la boca. Repite durante tres respiraciones y deshaz la torsión en la última exhalación. Repite en el lado opuesto.

¡Felicidades, has superado 18 días!

Día 19 (Día Ligero). Primero, hagamos nuestros ejercicios de calentamiento. Utiliza las ilustraciones abajo como guía. Para obtener instrucciones, consulta los días 1-5.

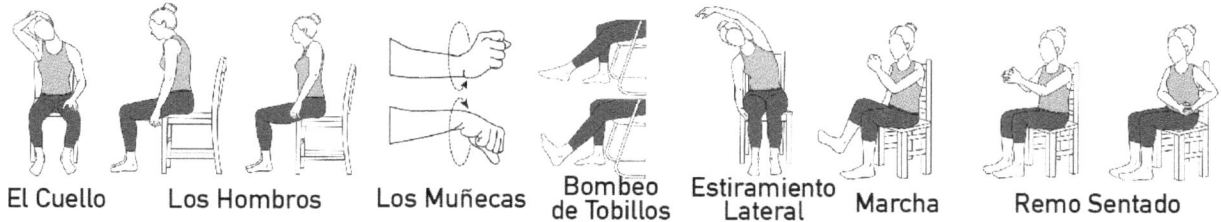

El Cuello   Los Hombros   Los Muñecas   Bombeo de Tobillos   Estiramiento Lateral   Marcha   Remo Sentado

Secuencia Principal del Día 19. Utiliza las ilustraciones en la página siguiente para guiarte en estos ejercicios.

Respiración de Purificación (Energía, rejuvenecimiento). Empezamos con un ejercicio de respiration. Inhala profundamente y lentamente por la nariz. Exhala de manera enérgica pero controlada por la boca. Repite este patrón de respiración durante unos ciclos. Esta técnica revitaliza el cuerpo y ayuda a restaurar el equilibrio.

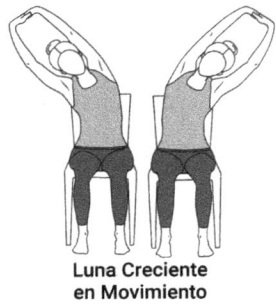 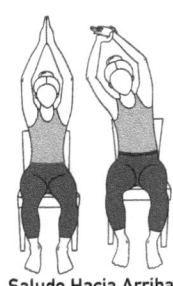 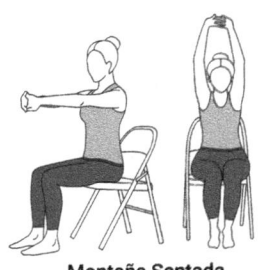

Luna Creciente en Movimiento   Saludo Hacia Arriba   Montaña Sentada

Luna Creciente (Postura, núcleo y espina dorsal). Siéntate derecho en tu silla y estira el brazo izquierdo por encima de la cabeza en forma de "C". Inclina tu cuerpo hacia la derecha y mantén la posición durante dos respiraciones. Inhala al volver al centro, exhala. Haz lo mismo en el lado opuesto. Repite este estiramiento de izquierda a derecha cinco veces.

Saludo Hacia Arriba (Caderas, espalda y hombros). Inhala y extiende los brazos por encima de la cabeza, con las palmas enfrentadas. Sostén brevemente mientras miras hacia adelante o hacia arriba sin forzar el cuello. Baja los brazos al exhalar. Repite 10 veces.

Montaña Sentada (Postura, espina dorsal, núcleo). Siéntate derecho con los pies apoyados en el suelo. Inhala mientras estiras los brazos, entrelazas los dedos y giras las palmas hacia afuera. Levanta las manos por encima de la cabeza con las palmas hacia el techo, tratando de alinear la cabeza, el tronco y las manos. Sostén durante 3-5 respiraciones.

Esto marca el final de los ejercicios para el día 19. ¡Nos vemos mañana!

Día 20. Como siempre, empezamos con nuestros ejercicios de calentamiento. Utiliza las ilustraciones abajo como guía. Para obtener instrucciones, consulta los días 1-5.

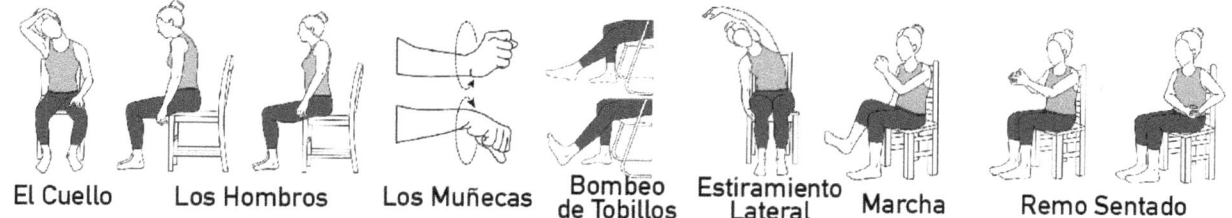

El Cuello | Los Hombros | Los Muñecas | Bombeo de Tobillos | Estiramiento Lateral | Marcha | Remo Sentado

Secuencia Principal del Día 20. Consulta las ilustraciones en la parte inferior de la página para guiarte a través de estos ejercicios.

Águila Sentada (Espalda, cadera, dolor de hombros). Siéntate erguido, con los pies apoyados en el suelo. Junta las manos y acerca los codos entre sí. Gira tu brazo derecho alrededor del izquierdo, tocando tu palma derecha con la izquierda, manteniendo la espalda recta y los hombros relajados. Cruza tu pierna derecha sobre la izquierda. Mira hacia adelante o cierra los ojos. Inhala profundamente por la nariz, mantén durante tres segundos y exhala por la boca. Repite durante tres respiraciones y después, cambia de lado. Versión alternativa: Piernas sin cruzar.

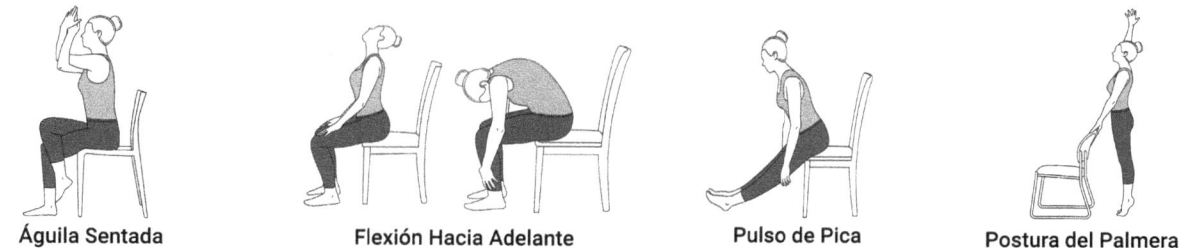

Águila Sentada | Flexión Hacia Adelante | Pulso de Pica | Postura del Palmera

Flexión Hacia Adelante (Ciática, músculos de la pantorrilla, isquiotibiales, aductores internos del muslo). Siéntate erguido en una silla resistente, con los pies apoyados en el suelo. Toma una respiración profunda e inclínate en las caderas hacia adelante al exhalar. Estira tus manos hacia el suelo con las palmas hacia arriba, o deja que tus manos descansen en tus piernas. Permanece en una cómoda flexión hacia adelante durante 30 segundos a un minuto mientras respiras lentamente. Levántate lentamente de nuevo a la posición sentada.

Pulso de Pica (abdominales, oblicuos, zona lumbar). Siéntate en el borde de la silla y extiende ambas piernas hacia adelante. Coloca las manos en los reposabrazos o en el lateral de la silla para obtener apoyo, o mantenlas a un lado. Aprieta los abdominales y realiza pulsaciones hacia arriba, levantando las piernas ligeramente del suelo y volviendo a bajarlas. Realiza diez pulsaciones y mantén los abdominales contraídos durante todo el ejercicio.

Postura del Palmera (Gemelos, piernas, rodillas, espalda y cuello). Ponte de pie frente a la parte trasera de la silla, sosteniéndote en el respaldo con la mano izquierda. Levántate sobre las puntas de los pies y extiende el brazo derecho por encima de la cabeza, estirando el costado del cuerpo. Vuelve la mano a la silla y apoya los pies planos en el suelo. Repite con el brazo opuesto.

Esto marca el final de los ejercicios para el día 20.

Día 21: Calentamiento. Utiliza las ilustraciones abajo como guía. Si necesitas un repaso, consulta las instrucciones de los días 1-5.

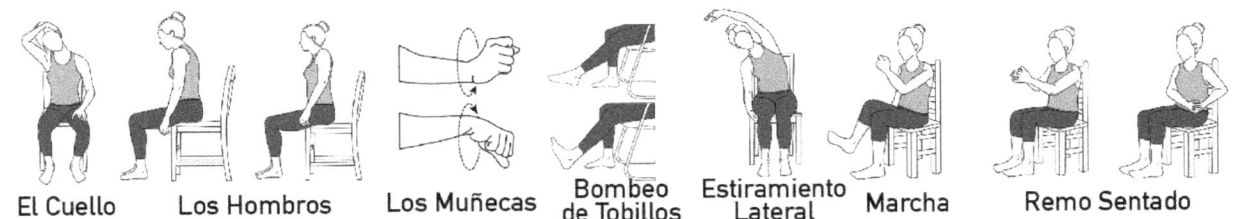

El Cuello Los Hombros Los Muñecas Bombeo de Tobillos Estiramiento Lateral Marcha Remo Sentado

Secuencia Principal del Día 21. Consulta las ilustraciones abajo para guiarte a través de estos ejercicios.

Guerrero Reverso del Pie. Mueve suavemente la mano izquierda hacia abajo, hacia el pie izquierdo, mientras levantas la mano derecha y la doblas ligeramente sobre tu cabeza, abriendo el pecho y el costado del cuerpo. Mantén esta postura, concentrándote en cuatro respiraciones profundas. Nota: Las posturas de "Guerrero" son asanas avanzadas que debes modificar según tu nivel específico.

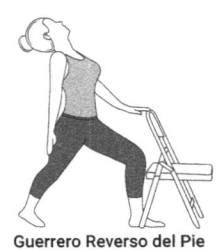 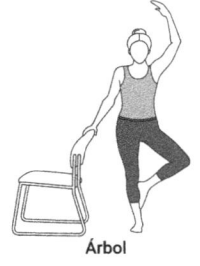 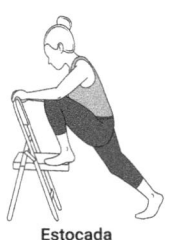 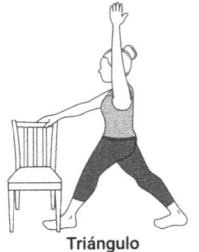

Guerrero Reverso del Pie   Árbol   Estocada   Triángulo

Árbol (dolor en la cadera, parte interna del muslo e ingle). Párate al lado del respaldo de la silla con la mano derecha en el respaldo. Levanta el pie izquierdo y coloca la planta en la parte interna del muslo derecho o en la pantorrilla, asegurándote de evitar colocarla en la articulación de la rodilla. Levanta el brazo izquierdo en forma de media luna. Mantén la posición durante varias respiraciones y luego cambia de lado. Coloca la mano izquierda en el respaldo de la silla. Levanta el pie derecho y coloca la planta en la parte interna del muslo izquierdo o en la pantorrilla. Levanta el brazo derecho en forma de media luna. Respira profundamente y mantén la posición durante varias respiraciones. Repite dos veces.

Estocada (Estira el músculo psoas, ayuda a aliviar el dolor en las piernas, la ingle y la pelvis). Comienza de pie, frente al asiento de la silla, con ambos pies apoyados en el suelo. Agárrate a la parte trasera de la silla con ambas manos y coloca el pie izquierdo en el asiento de la silla. Empuja suavemente hacia adelante con la pierna derecha e inclínate hacia adelante mientras estiras la pierna izquierda. Intenta alinear la rodilla izquierda con el tobillo izquierdo y permite que las caderas se hundan ligeramente. Mantén la posición durante tres respiraciones. Cambia al lado derecho.

Triángulo (músculos del torso, oblicuos e intercostales). Comienza sentándote erguido en el borde de tu silla. Separa las piernas al ancho de los hombros. Extiende los brazos hacia los lados, con las palmas hacia abajo como un avión. Inclínate hacia la cintura y gira hacia la derecha, intentando llevar tu mano derecha hacia tu tobillo derecho mientras tu brazo izquierdo apunta hacia arriba. Trata de mirar hacia arriba, o si eso tensa el cuello, mira hacia adelante. Respira profundamente y mantén la posición durante varias respiraciones antes de pasar al otro lado.

Esto marca el final de tus ejercicios para hoy.

Día 22: Descanso/Respiración.

Respiración de Purificación (Energía, rejuvenecimiento). Siéntate cómodamente con la espalda recta y los pies apoyados en el suelo. Coloca las manos en las rodillas y cierra los ojos, si lo deseas. Inhala profundamente y lentamente por la nariz y mantén la respiración por un breve momento. Exhala de manera enérgica pero controlada por la boca, contrae el abdomen. Repite este patrón de respiración durante cinco ciclos.

Respiración Cuadrada (Alivio del estrés y disciplina). Inhala por la nariz, contando lentamente hasta cuatro. Mantén esa respiración durante un conteo de cuatro. Exhala por la boca durante un conteo de cuatro. Mantén la respiración fuera durante otro conteo de cuatro. Completa de 5 a 10 ciclos.

Respiración Diafragmática. Coloca una mano en el pecho y la otra en el abdomen. Respira profundamente por la nariz, permitiendo que tu abdomen se eleve mientras llenas tus pulmones. Exhala completamente por la boca, observando el descenso del abdomen. Continúa durante algunos ciclos hasta que te sientas relajado y listo para continuar.

Respiración Nostril Yoga (Calma/Alivio del estrés). Cierra tu fosa nasal derecha con el pulgar derecho. Inhala por la fosa nasal izquierda. Cierra la fosa nasal izquierda con el dedo anular, liberando la fosa nasal derecha. Exhala por la fosa nasal derecha. Inhala por la fosa nasal derecha, ciérrala con el pulgar derecho y luego exhala por la fosa nasal izquierda. Esto completa un ciclo; repite tres veces.

Si lo deseas, siéntete libre de agregar nuestra rutina de estiramiento normal. De lo contrario, esto marca el final de los ejercicios de hoy.

Día 23. Primero, hagamos nuestros ejercicios de calentamiento utilizando las ilustraciones a continuación como guía. Para obtener instrucciones, consulta los días 1-5.

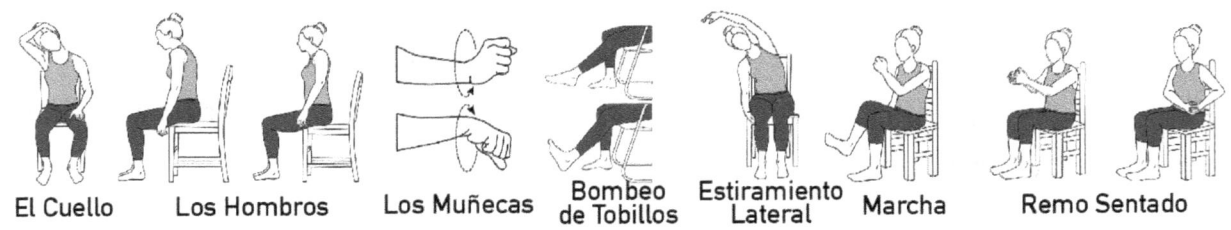

El Cuello   Los Hombros   Los Muñecas   Bombeo de Tobillos   Estiramiento Lateral   Marcha   Remo Sentado

Secuencia Principal del Día 23. Utiliza las ilustraciones en la página siguiente para guiarte a través de estos ejercicios.

Flexión Hacia Adelante (Ciática, columna vertebral, isquiotibiales). Comienza sentándote derecho. Inhala lentamente por la nariz y extiende los brazos hacia arriba. Exhala por la boca e inclínate hacia adelante desde la cintura, llevando las manos hacia los pies con las palmas hacia arriba. Mantén la posición durante diez respiraciones. Vuelve a la posición neutral.

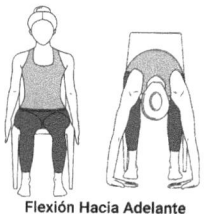 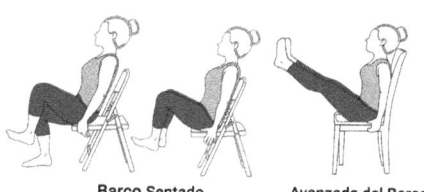 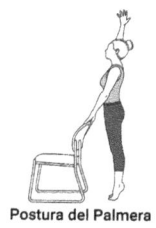 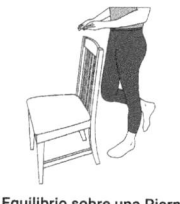

Barco Sentado (Abdominales, flexores profundos de cadera). Comienza sentándote en el centro de tu silla con los pies apoyados en el suelo. Agárrate a los lados de la silla para obtener apoyo. Inclínate ligeramente hacia atrás y levanta primero el pie izquierdo del suelo y luego el derecho, extendiendo ambas piernas y elevándolas hasta que tu cuerpo forme una "V". Mantén la posición durante varias respiraciones antes de bajar los pies al suelo. Repite cuatro veces, alternando la primera pierna levantada cada vez.

Postura del Palmera (Pantorrillas, piernas, rodillas, espalda y cuello). Colócate frente a la parte trasera de la silla, agarrándote al respaldo con la mano izquierda. Levántate sobre las puntas de los pies y extiende el brazo derecho hacia arriba, estirando el costado de tu cuerpo. Vuelve a colocar la mano en la silla y apoya los pies en el suelo. Repite con el brazo opuesto.

Equilibrio sobre una Pierna. Ponte detrás de la silla con las manos sueltas en el respaldo y los pies apoyados. Levanta el pie izquierdo del suelo, doblando la rodilla. Suelta la silla y concéntrate en tu equilibrio. Mantén durante 5-10 segundos y repite con el otro lado.

¡Eso marca el final del Día 23!

Día 24. Otra vez, comencemos con nuestros ejercicios de calentamiento. Consulta las ilustraciones a continuación para ayudarte con estos ejercicios rápidos. Para obtener instrucciones, consulta los días 1-5.

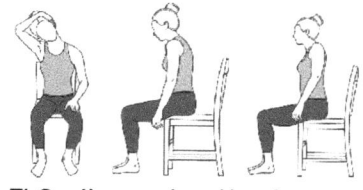 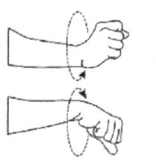 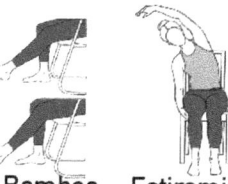 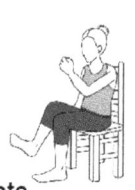 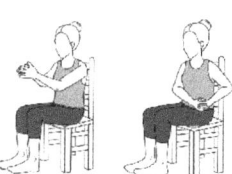

Secuencia Principal del Día 24. Consulta las ilustraciones abajo para guiarte a través de estos ejercicios.

Luna Creciente (Postura, núcleo y espina dorsal). Siéntate derecho en tu silla y estira el brazo izquierdo por encima de la cabeza en forma de "C". Inclina tu cuerpo hacia la derecha y mantén la posición durante dos respiraciones. Inhala al volver al centro, exhala. Haz lo mismo en el lado opuesto. Repite este estiramiento de izquierda a derecha cinco veces.

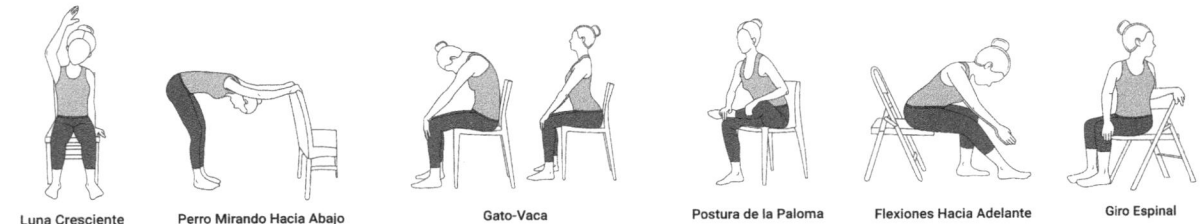

Luna Cresciente   Perro Mirando Hacia Abajo   Gato-Vaca   Postura de la Paloma   Flexiones Hacia Adelante   Giro Espinal

Postura del Perro Mirando Hacia Abajo (Brazos, hombros, abdomen y espalda). Ponte frente a la parte trasera de tu silla a la distancia de un brazo. Extiende los dedos ampliamente y colócalos en la parte trasera de la silla. Camina hacia atrás con los pies hasta que los brazos estén estirados, formando una "V" invertida con el cuerpo. Empuja las caderas hacia atrás y hacia arriba, manteniendo los pies planos en el suelo. Permanece en esta posición durante 3-5 respiraciones. Repite.

Gato-Vaca (Espalda, columna, pecho y hombros): Siéntate derecho en tu silla, inhala y coloca las manos en las rodillas. Exhala redondeando la espalda y llevando el mentón hacia el pecho (Gato). Mantén la postura durante cinco respiraciones. Exhala, arquea lentamente la espalda y levanta el mentón y el pecho hacia arriba (Vaca). Alterna entre estas posturas durante cinco respiraciones.

Postura de la Paloma (Mejora la movilidad general, ayuda con el dolor lumbar, estira los glúteos y las caderas externas). Siéntate derecho con ambos pies apoyados en el suelo. Levanta el tobillo izquierdo y colócalo sobre el muslo derecho, creando una forma de cuatro. Gira la rodilla izquierda hacia afuera tanto como sea posible. Si te sientes cómodo, puedes presionar suavemente la rodilla izquierda para un estiramiento más profundo. Para un estiramiento aún más profundo, inclínate en las caderas y ligeramente hacia adelante, manteniendo la espalda recta. Sostén durante varias respiraciones. Repite con el lado opuesto.

Flexiones Hacia Adelante de Piernas (Fortalecimiento del abdomen y equilibrio, cuádriceps, caderas e isquiotibiales). Inhala y extiende una pierna hacia adelante mientras mantienes el otro pie apoyado en el suelo. Al exhalar, inclínate hacia adelante hacia la pierna extendida, tratando de tocar tus dedos de los pies. Sostén durante tres a cinco respiraciones y luego repite con la pierna opuesta.

Torso Giro Sentado (Columna vertebral). Comienza con la espalda recta. Al exhalar, coloca la mano izquierda en la rodilla derecha y la mano derecha detrás de la espalda o en el respaldo de la silla. Usa las manos para torcer suavemente la parte superior del cuerpo hacia la derecha. Sostén durante tres respiraciones, vuelve al centro y repite en el otro lado.

Esto marca el final del Día 24.

Día 25: Descanso/Respiración.

Respiración de Purificación (Energía, rejuvenecimiento). Coloca las manos en las rodillas y cierra los ojos, si lo deseas. Inhala profundamente y lentamente por la nariz, mantén brevemente y luego exhala de manera enérgica pero controlada por la boca, metiendo el abdomen. Repite este patrón de respiración durante algunos ciclos.

Respiración Abdominal (Control de la respiración). Coloca una mano en el pecho y la otra en el abdomen. Respira profundamente por la nariz, permitiendo que tu abdomen se expanda mientras mantienes el pecho quieto. Mantén por un momento y luego exhala lentamente por la boca, metiendo el abdomen hacia adentro. Continúa durante unos minutos, prestando atención específica al ascenso y descenso del abdomen.

Respiración con Sonido Oceánico (Concentración). Siéntate derecho en tu silla, con los hombros relajados, e inhala lentamente por la nariz. Exhala por la boca mientras contraes ligeramente la parte posterior de la garganta, produciendo un sonido suave como si estuvieras empañando un espejo. Repite 10 veces.

Respiración en Caja (Alivio del estrés y disciplina). La respiración en caja recibe su nombre de su ciclo estructurado de cuatro partes. Añade un elemento de temporización a la respiración y puede ser un poco más desafiante para aquellos nuevos en el trabajo respiratorio. Esta respiración estructurada ayuda a inculcar un sentido de disciplina y puede ser especialmente útil para reducir el estrés. Siéntate cómodamente y derecho. Inhala por la nariz, contando lentamente hasta cuatro.

Día 26. Otra vez, comencemos con nuestros ejercicios de calentamiento. Consulta las ilustraciones a continuación para ayudarte con estos ejercicios rápidos. Para obtener instrucciones, consulta los días 1-5.

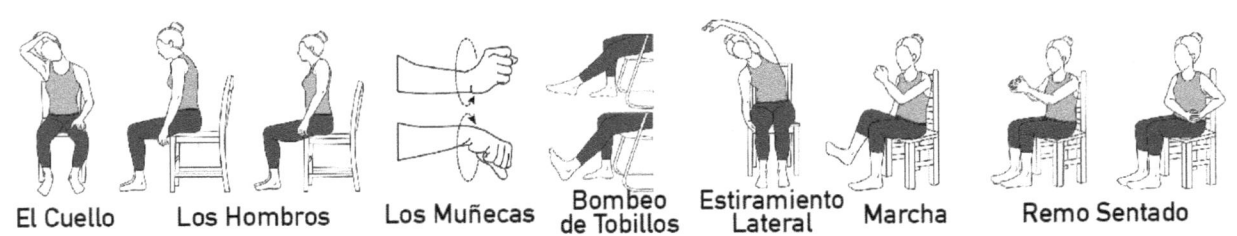

El Cuello · Los Hombros · Los Muñecas · Bombeo de Tobillos · Estiramiento Lateral · Marcha · Remo Sentado

Día 26 Secuencia Principal. Utiliza las ilustraciones abajo para guiarte a través de estos ejercicios.

Ángulo lateral (Parte baja de la espalda, piernas, caderas. Ayuda a aumentar la flexibilidad, el equilibrio y la circulación.) Comienza sentado erguido con los pies planos en el suelo. Coloca tu mano derecha en tu rodilla o muslo derecho. Inhala y levanta tu brazo izquierdo hacia el techo. Al exhalar, inclínate suavemente hacia la derecha, estirando el lado izquierdo de tu cuerpo. Sostén durante 5-10 respiraciones y luego vuelve a una posición normal. Repite con el lado opuesto.

Estiramiento de Muslo/Flexor de cadera (Muslo, caderas, cuádriceps). De pie frente a tu silla, inhala lentamente y coloca tus manos en tus caderas y tu pie derecho en el asiento de la silla. Exhala mientras te inclinas lentamente hacia adelante, estirando tus cuádriceps derechos. Sostén durante dos respiraciones y vuelve a la posición normal. Cambia de lado y repite con el lado opuesto.

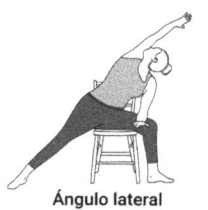 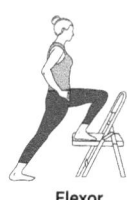 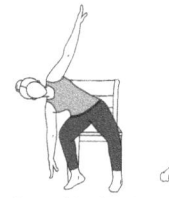 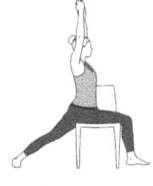 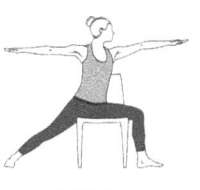 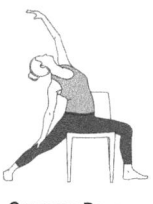

Ángulo lateral   Flexor   Lateral Inclinado   Guerrero I   Guerrero 2   Guerrero Reverso

Lateral Inclinado (Postura, hombros, parte superior de la espalda, pecho, cuello). Coloca ambos brazos estirados hacia los lados, como un avión. Inclínate para que tu brazo izquierdo apunte hacia el techo y tu brazo derecho hacia el suelo, estirando el lado izquierdo del cuerpo. Mantén esta pose durante tres respiraciones, vuelve al centro y luego repite en el otro lado.

Guerrero I. Siéntate de lado en la silla. Gira la pierna derecha hacia adelante y la pierna izquierda hacia atrás mientras enderezas la pierna izquierda tanto como sea posible. Mantén tu torso sobre la pierna derecha mientras levantas los brazos hacia el techo al inhalar. Transición directamente a la siguiente postura.

Guerrero II. Gira tu torso para enfrentar el frente de la silla mientras extiendes los brazos hacia los lados, con las palmas hacia abajo. Respira profundamente, inhalando y exhalando tres veces. Transición directamente a la siguiente postura.

Guerrero Reverso. Mueve suavemente la mano izquierda hacia abajo hacia el pie izquierdo mientras levantas la mano derecha y la doblas ligeramente sobre tu cabeza, abriendo el pecho y el lado del cuerpo. Mantén esta pose, enfocándote en cuatro respiraciones profundas.

Eso concluye los ejercicios para el día 26. ¡Nos vemos mañana!

Día 27. Una vez más, comencemos con nuestros ejercicios de calentamiento. Consulta las ilustraciones abajo para ayudarte con estos ejercicios rápidos. Para obtener instrucciones, consulta los días 1-5.

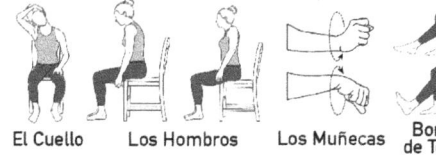 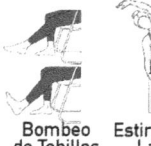 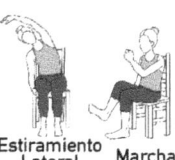 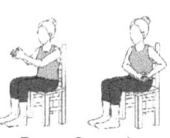

El Cuello   Los Hombros   Los Muñecas   Bombeo de Tobillos   Estiramiento Lateral   Marcha   Remo Sentado

Secuencia Principal del Día 27. Utiliza las ilustraciones a continuación para guiarte a través de los ejercicios de hoy.

Sentarse y Levantarse (Muslos, parte inferior del cuerpo). Siéntate en el borde frontal de la silla, con los pies apoyados en el suelo, aproximadamente a la distancia de una cadera. Coloca las manos en la parte superior de tus muslos o en los reposabrazos de la silla. Inclínate ligeramente hacia adelante y empuja con las manos mientras enderezas las piernas para ponerte de pie. Invierte lentamente el movimiento para volver a sentarte. Repite de 5 a 10 veces en sucesión rápida.

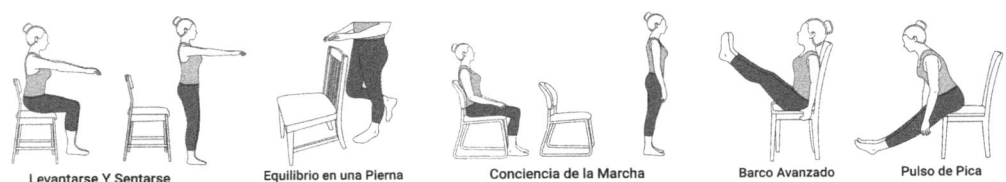

Levantarse Y Sentarse   Equilibrio en una Pierna   Conciencia de la Marcha   Barco Avanzado   Pulso de Pica

Equilibrio en una Pierna (Equilibrio). Ponte detrás de la silla con las manos apoyadas ligeramente en el respaldo y los pies apoyados en el suelo. Levanta el pie izquierdo del suelo, doblando la rodilla. Suelta la silla y concéntrate en tu equilibrio. Mantén la posición durante 5-10 segundos y repite con el otro lado.

Postura de Conciencia de la Marcha (Caminar y Equilibrio). Esta postura crea conciencia en el proceso de caminar, mejorando la coordinación y el equilibrio. Básicamente, se trata de una caminata lenta, exagerada y con propósito. Comienza sentado con las manos en los muslos. Levántate justo delante de la silla. Con conciencia y lentitud, eleva la rodilla derecha hacia el pecho, luego lleva el pie derecho hacia adelante, colocándolo con el talón primero. Transfiere tu peso al pie derecho, levantando el pie izquierdo y avanzándolo de la misma manera. Continúa esta "caminata" lenta y deliberada durante varios pasos, luego gira y repite en la dirección opuesta.

Postura de Barco Sentado (Abdominales, núcleo, flexores profundos de cadera). Comienza sentándote en el centro de la silla con los pies apoyados en el suelo. Agárrate a los lados de la silla para obtener apoyo. Inclínate ligeramente hacia atrás y levanta primero el pie izquierdo del suelo y luego el derecho, acercando las rodillas al pecho. Mantén la posición durante varias respiraciones antes de bajar los pies al suelo. Repite cuatro veces, alternando la pierna que levantas primero cada vez.

Pulso de Pica (abdominales, oblicuos, parte baja de la espalda). Siéntate en el borde de la silla y extiende ambas piernas hacia adelante. Coloca las manos en los apoyabrazos o en los lados de la silla para mayor soporte, o mantén las a los costados. Contrae los abdominales y eleva las piernas hacia arriba, levantándolas ligeramente del suelo y luego bajándolas. Realiza 10 pulsos y mantén activado tu núcleo durante todo el ejercicio.

Esto marca el final de los ejercicios para el día 27.

Día 28: Descanso/Respiración.

Respiración Abdominal (Control de la Respiración). Coloca una mano en tu pecho y la otra en tu abdomen. Respira profundamente por la nariz, permitiendo que tu abdomen se expanda mientras mantienes el pecho quieto. Sostén por un momento y luego exhala lentamente por la boca. Continúa durante uno a tres minutos.

Respiración Sonora del Océano (Concentración). Siéntate erguido, con los hombros relajados, e inhala lentamente por la nariz. Exhala por la boca, ligeramente construyendo la parte posterior de la garganta, produciendo un sonido suave como si empañaras un espejo. Repite 10 veces.

Respiración en Caja (Alivio del Estrés y Disciplina). Inhala por la nariz, contando lentamente hasta cuatro. Sostén esa respiración durante cuatro cuentas. Exhala por la boca durante cuatro cuentas. Sostén la respiración fuera durante otras cuatro cuentas. Completa de 5 a 10 ciclos.

Respiración Nasal de Yoga (Calma/Alivio del Estrés). Cierra tu fosa nasal derecha con el pulgar derecho. Inhala por la fosa nasal izquierda. Cierra la fosa nasal izquierda con el dedo anular, liberando la fosa nasal derecha. Exhala por la fosa nasal derecha. Inhala por la fosa nasal derecha, ciérrala con el pulgar derecho y luego exhala por la fosa nasal izquierda. Esto completa un ciclo; repite tres veces.

Eso concluye los ejercicios de respiración para el día 28.

Día 29. Una vez más, comencemos con nuestros ejercicios de calentamiento. Consulta las ilustraciones abajo para ayudarte con estos ejercicios rápidos. Para obtener instrucciones, consulta los días 1-5.

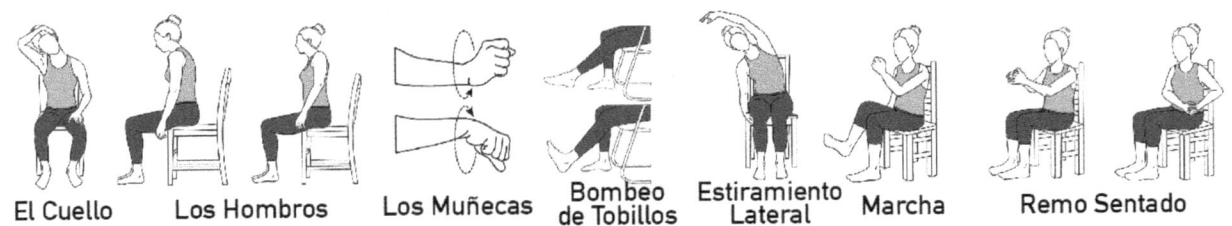

Secuencia Principal del Día 29. Utiliza las siguientes ilustraciones para guiarte a través de los ejercicios principales de hoy.

Montaña Sentada (Postura, columna, núcleo). Siéntate derecho con los pies planos en el suelo. Inhala mientras estiras los brazos, entrelazas los dedos y giras las palmas hacia afuera. Levanta las manos por encima de tu cabeza con las palmas hacia el techo, tratando de alinear la cabeza, el tronco y las manos. Mantén la posición durante 3-5 respiraciones. Repite dos veces.

Flexión Hacia Adelante (Ciática, columna, isquiotibiales). Comienza sentándote derecho. Inhala lentamente por la nariz y extiende los brazos por encima de la cabeza. Exhala por la boca e inclínate hacia adelante desde la cintura, llevando las manos hacia los pies con las palmas hacia arriba. Mantén la posición durante diez respiraciones.

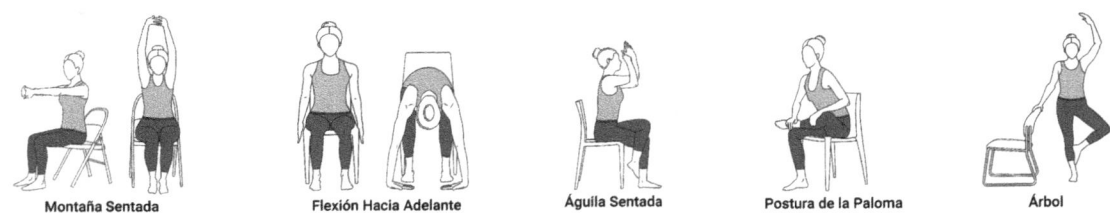

Águila Sentada (Espalda, cadera, dolor de hombros). Siéntate erguido, con los pies apoyados en el suelo. Junta las manos y acerca los codos entre sí. Gira tu brazo derecho alrededor del izquierdo, tocando tu palma derecha con la izquierda, manteniendo la espalda recta y los hombros relajados. Cruza tu pierna derecha sobre la izquierda. Mira hacia adelante o cierra los ojos. Inhala profundamente por la nariz, mantén durante tres segundos y exhala por la boca. Repite durante tres respiraciones. Cambia al otro lado y repite.

Postura de la Paloma (mejora la movilidad general, ayuda con el dolor lumbar, estira los glúteos y la parte externa de las caderas). Siéntate derecho con ambos pies apoyados en el suelo. Levanta el tobillo izquierdo y colócalo sobre el muslo derecho, creando una forma similar a un cuatro. Apunta la rodilla izquierda hacia afuera tanto como sea posible. Si te sientes cómodo, puedes presionar suavemente la rodilla izquierda para obtener un estiramiento más profundo. Para un estiramiento aún más profundo, inclínate en las caderas y ligeramente hacia adelante, manteniendo la espalda recta. Mantén la posición durante varias respiraciones. Cambia al otro lado y repite.

Árbol (Enfoque/Equilibrio. Piernas, núcleo, caderas, muslo interno e ingle). Ponte al lado de tu silla, agarrándote al respaldo con la mano derecha para obtener apoyo. Coloca el pie derecho plano en el suelo, levanta el pie izquierdo y colócalo contra el muslo interno o la pantorrilla de la pierna derecha, evitando la zona de la rodilla. Levanta el brazo derecho por encima de la cabeza y mantén la posición durante cinco respiraciones. Repite para el lado opuesto.

Eso es todo por los ejercicios de hoy.

Día 30. Como siempre, comenzaremos con los movimientos normales de calentamiento. Utiliza las ilustraciones abajo como guía y consulta los días 1-5 si necesitas un recordatorio sobre las instrucciones.

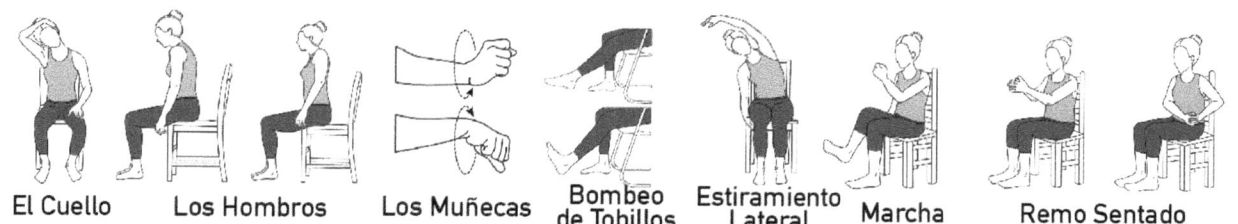

Día 30 Secuencia Principal. Las ilustraciones abajo deberían guiarte a través de tu última serie de ejercicios para el mes.

Triángulo (músculos del torso, oblicuos e intercostales). Comienza sentándote erguido en el borde de tu silla. Separa las piernas al ancho de los hombros. Extiende los brazos hacia los lados, con las palmas hacia abajo como un avión. Inclínate hacia la cintura y gira hacia la derecha, intentando llevar tu mano derecha hacia tu tobillo derecho mientras tu brazo izquierdo apunta hacia arriba. Trata de mirar hacia arriba, o si eso tensa el cuello, mira hacia adelante. Respira profundamente y mantén la posición durante varias respiraciones antes de pasar al otro lado. Repite una vez en ambos lados.

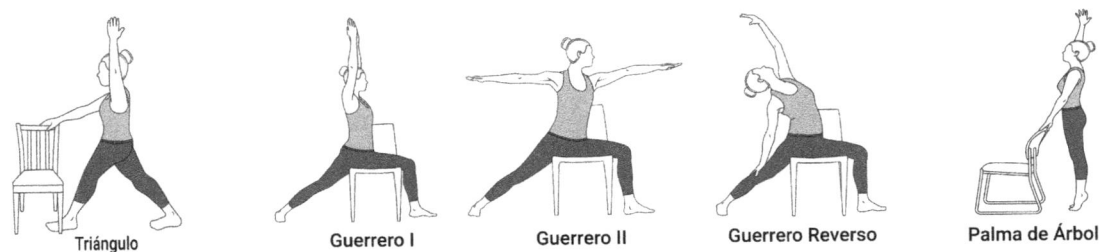

Guerrero I (Equilibrio, movilidad, fuerza, piernas, brazos, caderas, muslos). Siéntate de lado en la silla. Balancea la pierna derecha hacia adelante y la pierna izquierda hacia atrás, estirando la pierna izquierda tanto como sea posible. Mantén el torso sobre la pierna derecha mientras elevas los brazos hacia el techo al inhalar.

Guerrero II. Gira el torso para enfrentar el frente de la silla mientras extiendes los brazos hacia los lados, como un avión, con las palmas hacia abajo. Respira profundamente, inhalando y exhalando tres veces. Haz la transición al Guerrero Reverso.

Guerrero Reverso. Mueve suavemente la mano izquierda hacia abajo, hacia el pie izquierdo, mientras levantas la mano derecha y la doblas ligeramente sobre tu cabeza, abriendo el pecho y el costado del cuerpo. Mantén esta postura, concentrándote en cuatro respiraciones profundas. Nota: Las posturas de "Guerrero" son asanas avanzadas que debes modificar según tu nivel específico.

Palma de Árbol (Gemelos, piernas, rodillas, espalda y cuello). Ponte frente al respaldo de la silla, agarrándote al mismo con tu mano izquierda. Levántate sobre las puntas de los pies y extiende tu brazo derecho por encima de la cabeza, estirando el costado de tu cuerpo. Vuelve la mano a la silla y apoya los pies en el suelo. Repite con el brazo opuesto.

¡Felicidades! Has completado 30 días de rutinas de yoga en silla. Da vuelta a la página para algunas notas de despedida.

18

Notas de Despedida

Puede ser el final de este libro, pero no permitas que sea el final de tu viaje hacia un futuro sin dolor, con mejor movilidad, fuerza, flexibilidad y equilibrio. La esencia se reduce a un concepto simple pero transformador: envejecer con gracia implica dar pasos intencionales hacia el equilibrio y el bienestar. Se trata de aprender a vivir cada día al máximo mientras se optimiza la salud física y mental. Y ahora, la pelota proverbial está en tu tejado. Se te ha proporcionado el conjunto de herramientas, tu guía hacia una vida mejor a medida que envejeces. Es una brújula que apunta hacia un horizonte lleno de posibilidades. Acéptalo, saborea cada momento y permite que un proceso de envejecimiento vibrante y satisfactorio se desarrolle. El lienzo está en blanco y la paleta está llena; tú tienes el pincel. Con estas herramientas y técnicas, espero que cada trazo sea una obra maestra de equilibrio, vitalidad y gracia.

Elderwood Press tiene como objetivo inspirar el bienestar, página tras página. Sería un honor saber que estos pasos han hecho una diferencia significativa en tu vida. Por favor, comparte tu experiencia y deja una reseña honesta en Amazon, y no dudes en ponerte en contacto con nosotros en nuestro sitio web: www.ElderwoodPress.com.

Customer reviews
☆☆☆☆☆
Review this product

Share your thoughts with other customers

Write a customer review

Si has encontrado útil este libro, por favor, recomiéndalo a otros y deja una reseña útil en Amazon aquí:
https://amzn.to/48YSVGU

Por favor, ¡deja una reseña en Amazon!

Asegúrate de visitar nuestro sitio web en www.ElderwoodPress.com para obtener más información sobre nosotros y déjanos un mensaje. Gracias por escuchar y te deseamos lo mejor en salud.

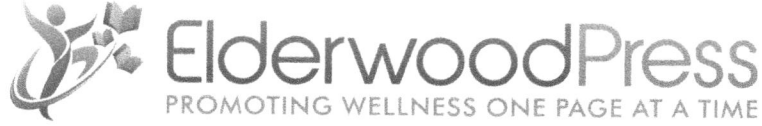

19
Un Regalo Gratis

Asegúrate de descargar tu gráfico a todo color con todas las ilustraciones del libro de forma gratuita aquí: www.elderwoodpress.com/pdf-gratis

Además, puedes escanear el código QR aquí con tu teléfono:

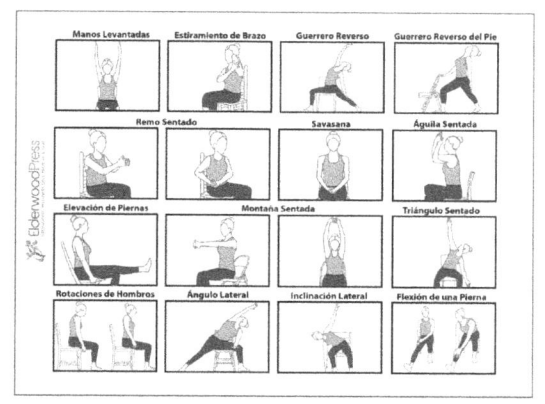

http://www.elderwoodpress.com/pdf-gratis

20
Referencias

Las referencias están en orden alfabético.

Aaa1badm, & Aaa1badm. (2021a). Guide to Managing Elderly Chronic Pain | AAA1B. *AAA1B*. https://aaa1b.org/elderly-chronic-pain/

Basic Facts about Balance Problems | Aging & Health A-Z | American Geriatrics Society | HealthInAging.org. (n.d.). https://www.healthinaging.org/a-z-topic/balance-problems/basic-facts#

Chair Yoga for Balance and Overall Well-Being – HARTZ Physical Therapy. (n.d.). HARTZ Physical Therapy. https://www.hartzpt.com/post/chair-yoga-for-balance-and-overall-well-being/#:~:text=A%20recent%20study,gentle%20and%20breathe

Chalicha, E., & Grebeniuk, I. (2023). Chair Yoga Benefits: 8 reasons why you should do seated Exercises. *BetterMe Blog*. https://betterme.world/articles/chair-yoga-benefits/#

Cso. (2021). Management For Chronic Pain In Older Adults: Tips That Help. *Center for Spine and Ortho*. https://centerforspineandortho.com/news/management-for-chronic-pain-in-older-adults

Dagnino, A. P. A., & Campos, M. M. (2022). Chronic pain in the elderly: Mechanisms and Perspectives. *Frontiers in Human Neuroscience, 16.* https://doi.org/10.3389/fnhum.2022.736688

Department of Health & Human Services. (n.d.). *Ageing - muscles bones and joints.* Better Health Channel. https://www.betterhealth.vic.gov.au/health/conditionsandtreatments/ageing-muscles-bones-and-joints#

Dunkin, M. A. (2009, September 30). *Sarcopenia with aging.* WebMD. https://www.webmd.com/healthy-aging/sarcopenia-with-aging#

First study to show chair yoga as effective alternative treatment for osteoarthritis. (2017, January 17). ScienceDaily. https://www.sciencedaily.com/releases/2017/01/170111091417.htm#

Fletcher, J. (2023, May 30). *Potential causes of stiff joints and what to do about them.* https://www.medicalnewstoday.com/articles/321588#

Freiberger, E., Sieber, C., & Kob, R. (2020). Mobility in Older Community-Dwelling Persons: A Narrative review. *Frontiers in Physiology, 11.* https://doi.org/10.3389/fphys.2020.00881

Haigler, D. (2023). The top benefits of chair yoga — yoga for all humans. *Yoga for All Humans.* https://yogaforallhumans.com/blog/benefits-of-chair-yoga#

Harvard Health. (2015, April 29). *Yoga for pain relief.* https://www.health.harvard.edu/alternative-and-integrative-health/yoga-for-pain-relief

Harvard Health. (2016a, February 19). *Preserve your muscle mass.* https://www.health.harvard.edu/staying-healthy/preserve-your-muscle-mass#:~:text=Age%2Drelated%20muscle,falls%20and%20fractures.

Harvard Health. (2016b, February 19). *Preserve your muscle mass.* https://www.health.harvard.edu/staying-healthy/preserve-your-muscle-mass#:~:text=The%20power%20of,not%20just%20strength

How the Aging Brain Affects Thinking. (n.d.). National Institute on Aging. https://www.nia.nih.gov/health/how-aging-brain-affects-thinking#

Howland, J. (2022). Mayo Clinic Minute: Helping older adults manage chronic pain. *Mayo Clinic News Network*. https://newsnetwork.mayoclinic.org/discussion/mayo-clinic-minute-helping-older-adults-manage-chronic-pain/

Kertapati, Y., Sahar, J., & Nursasi, A. Y. (2018). The effects of chair yoga with spiritual intervention on the functional status of older adults. *Enfermería Clínica, 28*, 70–73. https://doi.org/10.1016/s1130-8621(18)30040-8

Lau, C., Yu, R., & Woo, J. (2015). Effects of a 12-Week hatha yoga intervention on cardiorespiratory endurance, muscular strength and endurance, and flexibility in Hong Kong Chinese adults: a controlled clinical trial. *Evidence-based Complementary and Alternative Medicine, 2015*, 1–12. https://doi.org/10.1155/2015/958727

Lefavour, C. (2020). 3 misconceptions and 3 fun facts about chair yoga — Rise + Vibe. *Rise + Vibe*. https://www.riseandvibeyoga.com/blog/chair-yoga#

Lifestyle, S. (2021, October 25). Top 10 chair yoga Positions for Seniors [Infographic]. *Senior Lifestyle*. https://www.seniorlifestyle.com/resources/blog/infographic-top-10-chair-yoga-positions-for-seniors/#:~:text=Is%20Chair%20Yoga,from%20an%20injury

Lutz, J. (2018, July 10). Chair Yoga: Gentle, Effective Exercise for Osteoarthritis Pain. *Health Central*. Retrieved September 25, 2023, from https://www.healthcentral.com/condition/osteoarthritis/chair-yoga-gentle-effective-exercise-osteoarthritis-pain#

Madhivanan, P., Krupp, K., Waechter, R., & Shidhaye, R. (2021). Yoga for healthy aging: science or hype? *Advances in Geriatric Medicine and Research*. https://doi.org/10.20900/agmr20210016

Madison. (2023, September 12). How To Manage Balance Problems In Seniors – MeetCaregivers. *MeetCaregivers*. https://meetcaregivers.com/balance-problems-in-seniors/#

Magazine, G. M. K. (2022, October 18). How does breathing affect your brain? *Smithsonian Magazine.* https://www.smithsonianmag.com/science-nature/how-does-breathing-affect-your-brain-180980950/#

Maintaining mobility and preventing disability are key to living independently as we age. (2020, November 30). National Institute on Aging. https://www.nia.nih.gov/news/maintaining-mobility-and-preventing-disability-are-key-living-independently-we-age#

May, K. (2023a, May 16). *6 Conditions that Lead to Mobility Limitations in Seniors.* Home Care Assistance of Amarillo, TX. https://www.homecareassistanceamarillo.com/what-can-cause-my-elderly-parent-to-have-reduced-mobility/#

Neuroscience News. (2022). How breathing shapes our brain. *Neuroscience News.* https://neurosciencenews.com/breathing-brain-21796/#

Older adults and balance problems. (n.d.). National Institute on Aging. https://www.nia.nih.gov/health/older-adults-and-balance-problems#

Panjeta, E. (2019). Effect of yoga exercise on circulatory system. *juniperpublishers.com.* https://doi.org/10.19080/JYP.2019.08.555726

Physical activity for healthy aging. (2023a, July 6). Centers for Disease Control and Prevention. https://www.cdc.gov/physicalactivity/basics/older_adults

Professional, C. C. M. (n.d.-b). *Sarcopenia.* Cleveland Clinic. https://my.clevelandclinic.org/health/diseases/23167-sarcopenia#

Rountree, S., & Rountree, S. (2022). 15 Health Benefits of Yoga For Aging Adults That Will Make You Want to Start Practicing Now. *Yoga Journal.* https://www.yogajournal.com/yoga-101/15-anti-aging-health-benefits-of-yoga/#

Six Great Plant-Based Foods to Fight Nerve Pain - Neuropathic Therapy Center | Loma Linda University Health. (2022, July 6). https://lluh.org/services/neuropathic-therapy-center/blog/six-great-plant-based-foods-fight-nerve-pain

Statista. (2023, April 14). *Prevalence of chronic pain among U.S. adults in 2021, by age.* https://www.statista.com/statistics/1189525/chronic-pain-adults-prevalence-by-age-us/

Stompór, M., Grodzicki, T., Stompór, T., Wordliczek, J., Dubiel, M., & Kurowska, I. (2019a). Prevalence of Chronic Pain, Particularly with Neuropathic Component, and Its Effect on Overall Functioning of Elderly Patients. *Medical Science Monitor, 25,* 2695–2701. https://doi.org/10.12659/msm.911260

Telles, S., Sayal, N., Nacht, C. L., Chopra, A., Patel, K., Wnuk, A., Dalvi, P., Bhatia, K., Miranpuri, G. S., & Anand, A. (2019). Yoga: Can it be integrated with treatment of neuropathic pain? *Annals of Neurosciences, 26*(2), 82–91. https://doi.org/10.5214/ans.0972.7531.260208

Ten reasons to do chair yoga | Yoga Alliance. (n.d.). https://www.yogaalliance.org/About_Yoga/Article_Archive/Ten_Reasons_to_Do_Chair_Yoga#

The top reasons for stiff joints in seniors. (n.d.). https://whitneyrehab.com/the-top-reasons-for-stiff-joints-in-seniors/#

Volpi, E., Nazemi, R., & Fujita, S. (2004). Muscle tissue changes with aging. *Current Opinion in Clinical Nutrition and Metabolic Care, 7*(4), 405–410. https://doi.org/10.1097/01.mco.0000134362.76653.b2

Why your joints are stiff and how to help them. (n.d.). WebMD. https://www.webmd.com/rheumatoid-arthritis/ss/slideshow-stiff-joints#

Yao, C., Lee, B., Hong, H., & Su, Y. (2023). Effect of Chair Yoga Therapy on Functional Fitness and Daily Life Activities among Older Female Adults with Knee Osteoarthritis in Taiwan: A Quasi-Experimental Study. *Healthcare, 11*(7), 1024. https://doi.org/10.3390/healthcare11071024

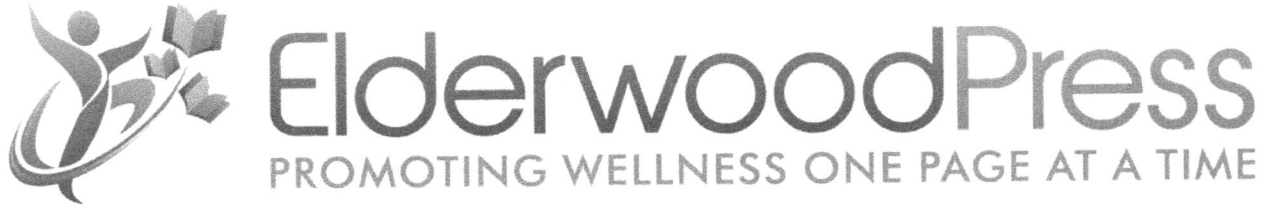

Gracias por pasar tiempo con nosotros. Esperamos que nuestro libro enriquezca tu vida. Por favor, deja una reseña aquí: https://amzn.to/3Q3OP9U

www.ingramcontent.com/pod-product-compliance
Lightning Source LLC
Chambersburg PA
CBHW080521030426
42337CB00023B/4588